Christina Körner

# Zwischen Anspruch und Wirklichkeit

Eine qualitative Studie
zum subjektiven Alltagserleben
von Praxisanleitern in der Akutpflege

Diplomica Verlag GmbH

Körner, Christina: Zwischen Anspruch und Wirklichkeit: Eine qualitative Studie zum subjektiven Alltagserleben von Praxisanleitern in der Akutpflege, Hamburg, Diplomica Verlag GmbH 2013

Buch-ISBN: 978-3-8428-8774-9
PDF-eBook-ISBN: 978-3-8428-3774-4
Druck/Herstellung: Diplomica® Verlag GmbH, Hamburg, 2013

**Bibliografische Information der Deutschen Nationalbibliothek:**
Die Deutsche Nationalbibliothek verzeichnet diese Publikation in der Deutschen Nationalbibliografie; detaillierte bibliografische Daten sind im Internet über http://dnb.d-nb.de abrufbar.

Das Werk einschließlich aller seiner Teile ist urheberrechtlich geschützt. Jede Verwertung außerhalb der Grenzen des Urheberrechtsgesetzes ist ohne Zustimmung des Verlages unzulässig und strafbar. Dies gilt insbesondere für Vervielfältigungen, Übersetzungen, Mikroverfilmungen und die Einspeicherung und Bearbeitung in elektronischen Systemen.

Die Wiedergabe von Gebrauchsnamen, Handelsnamen, Warenbezeichnungen usw. in diesem Werk berechtigt auch ohne besondere Kennzeichnung nicht zu der Annahme, dass solche Namen im Sinne der Warenzeichen- und Markenschutz-Gesetzgebung als frei zu betrachten wären und daher von jedermann benutzt werden dürften.

Die Informationen in diesem Werk wurden mit Sorgfalt erarbeitet. Dennoch können Fehler nicht vollständig ausgeschlossen werden und die Diplomica Verlag GmbH, die Autoren oder Übersetzer übernehmen keine juristische Verantwortung oder irgendeine Haftung für evtl. verbliebene fehlerhafte Angaben und deren Folgen.

Alle Rechte vorbehalten

© Diplomica Verlag GmbH
Hermannstal 119k, 22119 Hamburg
http://www.diplomica-verlag.de, Hamburg 2013
Printed in Germany

# Inhaltsverzeichnis

Abkürzungsverzeichnis .................................................................................. IV

Abbildungsverzeichnis .................................................................................. VI

1.0 Einleitung ................................................................................................. 1

2.0 Literaturrecherche ................................................................................... 3

TEIL I – Theoretische Grundlagen ................................................................. 6

4.0 Aufbau Teil I .............................................................................................. 6

5.0 Normative Grundlagen der Pflegeausbildung ........................................ 7

6.0 Das Krankenhaus – struktureller Rahmen pflegerischer Tätigkeit ....... 9
    6.1 Das Krankenhaus als moderner Dienstleistungsbetrieb ..................... 10
    6.2 Personalentwicklung im Krankenhaus .................................................. 12

7.0 Begriffsbestimmung und geschichtliche Entwicklung der Funktion Praxisanleiter ................................................................................................ 14
    7.1 Die Herleitung des Begriffs Praxisanleitung ......................................... 14
    7.2 Wesen und Funktion der Praxisanleitung ............................................. 14
    7.3 Entwicklung der Praxisanleitung ........................................................... 16

8.0 Das Aufgabenspektrum des Praxisanleiters ........................................ 18
    8.1 Aufgaben im Zusammenhang mit der pflegerischen Erstausbildung .. 18
    8.2 Zeitlicher und personeller Umfang der Praxisanleitung ..................... 22
    8.3 Weitere Tätigkeitsbereiche des Praxisanleiters .................................. 24

9.0 Die Praxisanleiter – Weiterbildung ....................................................... 27

10.0 Die Arbeitswirklichkeit von Praxisanleitern ....................................... 31
    10.1 Praxisanleitung im Spannungsfeld zwischen arbeiten und lernen .... 31
    10.2 Praxisanleitung im systemischen Verständnis .................................. 33
        10.2.1 Anleitungsanlass sowie Erleben und Verarbeiten als Elemente einer Anleitungssituation ............................................................................. 34
        10.2.2 Interaktionsstrukturen als Elemente einer Anleitungssituation ....... 35
            10.2.2.1 Erwartungen des Schülers an den Praxisanleiter ................... 37
            10.2.2.2 Erwartungen des Patienten an den Praxisanleiter ................. 38
            10.2.2.3 Erwartungen der Kollegen an den Praxisanleiter ................... 39

10.2.2.4 Erwartungen der Schule an den Praxisanleiter ........................ 41
10.2.2.5 Erwartungen der Vorgesetzten an den Praxisanleiter .............. 42
10.2.3 Die Institution als Element einer Anleitungssituation ................ 43
10.2.3.1 Problemfeld Freistellung .................................................. 44
10.2.3.2 Problemfeld Stellenbeschreibung ..................................... 45
10.2.3.3 Problemfeld Leistungsverdichtung ................................... 45
10.2.3.4 Problemfeld fehlende Vergütung ...................................... 47
10.2.4 Der Anleitungsprozess als Element der Anleitungssituation ............ 48

# 11.0 Zusammenfassung Teil I ........................................................ 48

# Teil II – Empirische Erhebung ........................................................ 50

# 12.0 Forschungsdesign .................................................................. 50

# 13.0 Methodologische Grundannahmen ......................................... 50

# 14.0 Methodenkonstruktion ............................................................ 52
## 14.1 Forschungsfrage ................................................................. 52
## 14.2 Das Interview ....................................................................... 52
## 14.3 Das problemzentrierte Interview ......................................... 54

# 15.0 Die Durchführung der Interviews ........................................... 56
## 15.1 Instrumente der Datenerhebung .......................................... 56
## 15.2 Der Pretest ........................................................................... 59
## 15.3 Teilnehmerauswahl und Feldzugang .................................. 60
## 15.4 Die Transkripterstellung ....................................................... 63
## 15.5 Ethische Grundsätze ............................................................ 64

# 16.0 Datenauswertung .................................................................... 65
## 16.1 Das Verfahren der Datenauswertung .................................. 65
### 16.2.1 Die junge, dynamische Person ....................................... 68
### 16.2.2 Die frustrierte Person mit Resthoffnung ......................... 68

# 17.0 Ergebnisdarstellung ................................................................ 69
## 17.1 Das Erleben der Zusammenarbeit mit den Schülern ......... 69
## 17.2 Das Erleben der Zusammenarbeit mit den Patienten ........ 73
## 17.3 Das Erleben der Zusammenarbeit mit den Kollegen .......... 74
## 17.4 Das Erleben der Zusammenarbeit mit der Schule .............. 77
## 17.5 Das Erleben der Zusammenarbeit mit dem Vorgesetzten ...... 79
## 17.6 Der eigene Anspruch ............................................................ 81
## 17.7 Probleme im Praxisanleiter - Alltag ..................................... 84

      17.7.1 Planung .................................................................................... 85

      17.7.2 Freistellung ............................................................................... 87

      17.7.3 Zeit ............................................................................................ 89

      17.7.4 Kompensation ........................................................................... 89

      17.7.5 Emotionale Belastung ............................................................... 90

      17.7.6 Frust .......................................................................................... 91

   17.8 Motivation ......................................................................................... 93

18.0 Zusammenfassung und Bewertung zentraler Ergebnisse ................ 95

19.0 Kritische Reflexion des Forschungsprozesses ................................. 98

20.0 Rückblick und Ausblick .................................................................. 100

Literaturverzeichnis ................................................................................. 103

Anhang .................................................................................................... 109

# Abkürzungsverzeichnis

| AG | Arbeitsgemeinschaft |
|---|---|
| BALK | Verband Bundesarbeitsgemeinschaft Leitender Pflegepersonen e.V. |
| BBIG | Berufsbildungsgesetz |
| BGBL | Bundesgesetzblatt |
| BMFSFJ | Bundesministerium für Familie, Senioren, Frauen und Jugend |
| DBfK | Deutscher Berufsverband für Pflegeberufe e.V. |
| DBR | Deutscher Bildungsrat für Pflegeberufe |
| digiBib | Digitales Bibliotheksangebot der Katholischen Hochschule NRW |
| dip | Deutsches Institut für angewandte Pflegeforschung e.V. |
| DKG | Deutsche Krankenhausgesellschaft |
| DPR | Deutscher Pflegerat e.V. |
| DVO-KrPfG | Verordnung zur Durchführung des Krankenpflegegesetzes |
| ENSA | European Nursing Students Association |
| FSJ | Freiwilliges Soziales Jahr |
| FIS | Fachinformationssystem Bildung |
| G-DRG | German Diagnose Related Groups |
| GEK | Gmünder ErsatzKasse |
| GVBL | Gesetz- und Verordnungsblatt |
| KatHo NRW | Katholische Hochschule Nordrhein-Westfalen |
| KrPflAPrV | Krankenpflege Ausbildungs- und Prüfungsverordnung |
| KrPflG | Krankenpflegegesetz |

| | |
|---|---|
| **MAGS** | Ministerium für Arbeit, Gesundheit und Soziales (NRW) |
| **MASGFF** | Ministerium für Arbeit, Soziales, Gesundheit, Familie und Frauen (Rheinland-Pfalz) |
| **MDS** | Medizinischer Dienst des Spitzenverbandes Bund der Krankenkassen e.V. |
| **MGSFF** | Ministerium für Gesundheit, Soziales, Frauen und Familie (NRW; Vorgänger des MAGS) |
| **NEXT** | Nurses` early exit study |
| **NRW** | Nordrhein-Westfalen |
| **OPAC** | Online Public Access Catalogue |
| **PABiS** | Pflegeausbildungsstudie |
| **RdErl** | Rund-Erlass |
| **RLP** | Rheinland-Pfalz |
| **SGB** | Sozialgesetzbuch |
| **Verdi** | Vereinte Dienstleistungsgewerkschaft |
| **WBT** | Weiterbildungsteilnehmer |
| **WBVO** | Weiterbildungs- und Prüfungsverordnung für Pflegeberufe |
| **WISE** | Datenbank für wissenschaftliche Schriften in der Pflege |
| **ZbMed** | Deutsche Zentralbibliothek für Medizin |

# Abbildungsverzeichnis

| Lfd. Nummer | Bezeichnung | Seite |
|---|---|---|
| Abb.1 | Interaktionspartner des Praxisanleiters | S. 36 |
| Abb.2 | Verwendete Transkriptionsregeln | S. 63 |
| Abb. 3 | Kategorien der Datenauswertung | S. 65 |
| Abb. 4 | Vorgehen Einzelanalyse | S. 66 |

# 1.0 Einleitung

Seit dem Inkrafttreten des geltenden Krankenpflegegesetzes im Jahr 2004 sind pädagogisch qualifizierte Pflegekräfte als Praxisanleiter für die praktische Ausbildung in der Gesundheits- und Krankenpflege obligat. Neben ihren Aufgaben in der praktischen Ausbildung angehender Krankenpflegekräfte sind sie auch in andere - im weitesten Sinne - pädagogische Aufgaben im akutstationären Bereich involviert, wobei die Zuständigkeit hierbei nicht gesetzlich eindeutig geregelt ist. In Abhängigkeit zur Struktur der jeweiligen Einrichtung können Praxisanleiter für diese Aufgaben freigestellt sein um sich ausschließlich diesen Aufgaben zu widmen. Sie können aber auch als Angehörige eines Stationsteams mit voller Verantwortung in der Patientenversorgung die anfallenden Anleitungsaufgaben zusätzlich zum Pflegealltag erledigen.

In der gängigen Literatur finden sich bisher wenige Darstellungen zum subjektiven Erleben des Arbeitsalltags der Praxisanleiter, insbesondere derer, die zusätzliche Aufgaben in der Patientenversorgung haben.

Als Praxisanleiterin auf einer neurochirurgischen Intensivstation kenne ich aus eigener Erfahrung die Anforderungen, die sich aus Anleiter-Tätigkeit und gleichzeitiger Patientenversorgung ergeben. Die von mir selbst erfahrenen Grenzen und Schwierigkeiten, die sich aus diesem „Doppelauftrag" im Arbeitsalltag ergeben, waren der Grund, mich im Rahmen einer Studie mit dem Alltagserleben von Praxisanleitern im akutstationären Bereich zu beschäftigen. Ich möchte Erkenntnisse dahingehend erlangen, ob meine persönlichen Empfindungen mit denen anderer Praxisanleiter vergleichbar sind.

Ziel der vorliegenden Studie ist die Auseinandersetzung mit dem subjektiven Alltagsempfinden von Praxisanleitern, die ihren Anleitungsaufgaben neben den Aufgaben in der Patientenversorgung nachkommen.

Dazu wurden folgende zwei aufeinander aufbauende Forschungsfragen gestellt:

1. **Wie erleben Praxisanleiter ihren Arbeitsalltag?**
2. **Existiert für sie ein Spannungsfeld[1] und wird dieses als Belastung empfunden?**

Zur Klärung dieser Fragen wurden im Rahmen einer qualitativen Studie sechs Praxisanleiter aus dem akutstationären Bereich zu ihren Empfindungen interviewt.

Dieses Buch gliedert sich in **zwei** Teile:

Im **Teil I** findet eine theoretische Heranführung an das Thema statt. Rahmenbedingungen der akutstationären Versorgung sowie Aufgaben und Anforderungen an die Funktion des Praxisanleiters werden in gebotener Ausführlichkeit dargestellt. Ein Schwerpunkt liegt dabei auf der Erläuterung verschiedener Elemente des Anleitungsgeschehens. Hier wurde der systemische Ansatz einer Pflegesituation von HUNDEBORN / KREIENBAUM auf das Anleitungsgeschehen transferiert und daraus Schlüsse für das Alltagserleben gezogen. Die Ausführungen sollen hilfreich sein, ein umfassendes Situationsverständnis für den Arbeitsalltag eines Praxisanleiters zu erlangen.

Im empirischen **Teil II** wird im Rahmen einer qualitativen Studie der Frage nach dem subjektiven Alltagserlebens der Praxisanleiter nachgegangen. Nach einer Beschreibung methodologischer Grundannahmen wird die methodische Konstruktion der Studie, die sich der Vorgehensweise des problemzentrierten Interviews bedient, vorgestellt. Es folgen Erläuterungen zum Forschungsablauf.

Anschließend findet die ausführliche Darstellung der Ergebnisse unter Zuhilfenahme von Originalzitaten der Interviewpartner statt.

---

[1] Spannungsfeld ist hier der Zustand, bei dem unterschiedliche und zumeist gegensätzliche Kräfte oder Interessen des Umfelds auf den Praxisanleiter einwirken.

Zum Schluss werden die zentralen Ergebnisse der Erhebung noch einmal hervorgehoben sowie die Studie anhand gängiger Gütekriterien evaluiert.

Zur besseren Lesbarkeit wurde, von vereinzelten Ausnahmen abgesehen, prinzipiell die männliche Sprachform gewählt. In jedem Fall sind immer beide Geschlechter in die Aussage einbezogen. Für den besseren Lesefluss wurde zumeist nur die Berufsbezeichnung Gesundheits- und Krankenpflege verwendet, wenngleich die Aussagen ebenfalls Gültigkeit für die Gesundheits- und Kinderkrankenpflege haben.

## 2.0 Literaturrecherche

Einen frühen Schritt im wissenschaftlichen Arbeitsprozess stellt die Literaturrecherche dar. So wurden zur Vorbereitung dieser Untersuchung bereits im Dezember 2009, in der Phase der Themeneingrenzung, erste Recherchen betrieben. Nach Festlegung auf das Thema erfolgte dann zwischen Januar und März 2010 die zielgerichtete, ausführliche Literaturrecherche.

Recherchiert wurde zunächst in systematischer Weise im OPAC (= Online Public Access Catalogue) der Bibliothek der Katholischen Hochschule Nordrhein-Westfalen (Katho NRW) – Standort Köln. Im gleichen Schritt wurde auch das digitale Bibliotheksangebot der KatHo NRW (digiBib) auf entsprechende Literatur hin durchsucht. Hierbei wurde auf rund 20 Fachdatenbanken und Bibliothekskataloge zurückgegriffen; unter anderem die Datenbanken FIS, CarLit oder die Universitäts- und Stadtbibliothek Köln. Separat wurde der OPAC der Zentralbibliothek für Medizin (ZbMed) in Köln durchgesehen.

Die wichtigsten und „ertragreichsten" Suchbegriffe waren:
- Praxisan*
- Rolle AND Praxisanleiter
- Anspruch AND Praxisanleiter
- Praxisanleitung AND Belastung

Die Trefferquote auf die verschiedenen Schlagworte war sehr heterogen: Teilweise ergaben sich pro Begriff 20 und mehr Treffer, andere Begriffe hingegen förderten nur wenige bis keine Treffer zu Tage.

Neben verschiedenen Büchern bezog sich eine Vielzahl der Treffer auf Beiträge verschiedener Fachzeitschriften. Hier sind insbesondere die Zeitschriften „Die Schwester / Der Pfleger", „Pflegezeitschrift", „PRInternet Pflegepädagogik" sowie „Heilberufe" zu nennen.

In den verschiedenen Datenbanken und OPAC-Katalogen fanden sich häufig dieselben Bücher und Artikel wieder – ein Indiz dafür, dass der Suchvorgang erfolgreich ist.

Gesucht und gesichtet wurde ausschließlich deutschsprachige Literatur, da die Funktion Praxisanleiter mit ihren formalen und normativen Vorgaben auf Deutschland begrenzt ist. Veröffentlichungen zum Thema Anleitung aus anderen Pflegesystemen, insbesondere des anglo-amerikanischen Raums sind auf die Situation in Deutschland nicht oder nur in geringem Maße übertragbar.

Bezüglich des Alters der Quellen wurden primär Schriften aus den vergangenen zehn Jahren angesehen. Der Zeitraum wurde so eng gefasst, da das aktuelle Krankenpflegesetz mit der Einführung der verpflichtenden Vorhaltung von Praxisanleitern aus dem Jahr 2003 stammt und ältere Literatur für die vorliegende Untersuchung daher als wenig relevant erachtete wurde.

Neben den hier aufgeführten Datenbanken wurde zusätzlich auch zur Auffindung sogenannter „grauer Literatur"[2] die WISE-Datenbank des Deutschen Instituts für angewandte Pflegeforschung e.V. (dip) durchgesehen. Diese Suche erbrachte jedoch nicht den gewünschten Erfolg und wurde somit rasch eingestellt.

Als letzte Variante der systematischen Literatursuche diente auch das Internet. Hierbei wurden die Suchmaschinen Google und Google Scolar benutzt. Die Trefferquoten waren teilweise extrem hoch (> 57 600 Treffer), sodass die allgemeine Suche über diesen Weg zügig beendet wurde. Bei ganz speziellen Fragestellungen hingegen war die Internetrecherche durchaus hilfreich.

---

[2] Unter „grauer Literatur" sind Druckschriften zu verstehen, die außerhalb des Verlagsbuchhandels publiziert werden, wie z.B. Amtliche Druckschriften, Firmenschriften, Konferenzberichte, Reports und vielfach auch Hochschulschriften.; gefunden auf: *http://www.was-verlage-leisten.de/content/view/129/32/* (8.6.2010; 12.04h)

Sehr viel ertragreicher war schlussendlich die unsystematische „Schnellball-Recherche". Hierfür wurden zunächst als hilfreich empfundene Bücher, Zeitschriftenartikel und Diplomarbeiten zum Themenkreis Praxisanleitung auf ihre Literaturabgaben hin untersucht. Die so gefundene Primärliteratur wurde anschließend durchgesehen.

Dienlich im Rahmen der Literaturrecherche war auch die gezielte Suche von Veröffentlichungen zum Thema Praxisanleitung in den Downloadbereichen spezieller Organisationen (DBfK, DPR, DBR, Robert-Bosch-Stiftung, Praxisanleiter AG NRW).

Ebenfalls wurden die Websites verschiedener Landesministerien auf Aussagen zum Thema Praxisanleitung hin untersucht. Unter anderem wurden die Seiten folgender Ministerien besucht:

- Ministerium für Arbeit, Gesundheit und Soziales des Landes NRW
- Ministerium für Arbeit, Soziales, Gesundheit, Familie und Frauen Rheinland Pfalz
- Niedersächsisches Ministerium für Soziales, Frauen, Familie und Gesundheit
- Hessisches Ministerium für Arbeit, Familie und Gesundheit
- Sächsisches Staatsministerium für Soziales und Verbraucherschutz

Insgesamt ist festzuhalten, dass die systematische Literatursuche über die Bibliotheksangebote nur zum Teil den erhofften Beitrag zur Erhellung des Themas brachte. Sehr viel zielführender war die Internetrecherche auf ausgewählten Websites (von Pflegeorganisationen und Landesministerien). Wenngleich im Verlauf zunehmend weniger neue Literatur gefunden wurde, so ist nicht davon auszugehen, dass alle zum Thema existierende Literatur gesichtet worden ist.

Der Hauptteil der Literaturrecherche fand im angegebenen Zeitraum zwischen Januar und März 2010 statt, jedoch erstreckte sich die Auseinandersetzung mit der Literatur über den gesamten Forschungszeitraum. So flossen im Verlauf immer noch weitere, neue Erkenntnisse in das Werk ein.

# TEIL I – Theoretische Grundlagen

## 4.0 Aufbau Teil I

In Vorbereitung zum Forschungsprozess und zur Verdeutlichung der Forschungsfrage werden im Teil I dieses Buches die theoretischen Grundlagen der Praxisanleiter-Tätigkeit erörtert. Die Ausführungen helfen dem Leser, ein umfassendes Situationsverständnis für den Alltag des Praxisanleiters zu entwickeln und so einen Zugang zu seinen subjektiven Empfindungen zu finden.

Zunächst werden die normativen Grundlagen der Pflegeausbildung in Kapitel 5.0 dargestellt, da sie als Ausgangspunkt und Begründungsrahmen für die Praxisanleitung zu sehen sind.

Das vorliegende Buch fokussiert die Situation der auf den Stationen in die Patientenversorgung verantwortlich eingebundenen, nicht freigestellten Praxisanleiter. Daher ist es erforderlich, auf den akutstationären Bereich mit seinen aktuellen Veränderungen in einem separaten Kapitel einzugehen.

Nach einer Begriffsbestimmungen und der Exkursion in die geschichtliche Entwicklung der Praxisanleitung wird im Kapitel 8.0 ausführlich das Aufgabenspektrum des Praxisanleiters dargestellt. Es folgt die Auseinandersetzung mit der Praxisanleiter-Weiterbildung.

Das letzte Kapitel des Teil I widmet sich anschließend ausführlich der Arbeitswirklichkeit des Praxisanleiters soweit sie in der Literatur beschrieben ist. Dabei werden vor allem Problem- und Spannungsfelder analysiert. Zur Verdeutlichung des Alltagsgeschehens wurde der systemische Ansatz von HUNDENBORN / KREIENBAUM auf das Anleitungsgeschehen übertragen und als Strukturierungshilfe benutzt.

## 5.0 Normative Grundlagen der Pflegeausbildung

Am 1. Januar 2004 trat das für die Bundesrepublik Deutschland derzeit geltende Krankenpflegegesetz mit der dazugehörigen Ausbildungs- und Prüfungsverordnung in Kraft[3]. Es löste die bestehenden Rechtsnormen aus dem Jahr 1985 ab und beinhaltet im Vergleich dazu zahlreiche Veränderungen, die auch die gestiegenen Anforderungen an den Beruf berücksichtigen. Wesentliche Punkte sind:

- Die Einführung der neuen Berufsbezeichnung „Gesundheits- und Krankenpfleger/in" bzw. „Gesundheits- und Kinderkrankenpfleger /in";
- Die inhaltliche Ausweitung auf präventive, rehabilitative und palliative Pflege;
- Eine Erhöhung des Anteils des theoretischen Unterrichts von 1600h auf 2100h und eine Reduzierung der praktischen Ausbildungsstunden von 3000h auf 2500h bei gleichzeitiger Festlegung auf 500h praktische Ausbildung in der ambulanten Pflege;
- Integrative Ausbildungsgänge der Gesundheits- und Kranken- und der Kinderkrankenpflege durch eine zweijährige integrativen und einer einjährigen Differenzierungsphase;
- Eine Neuformulierung der Ausbildungsziele und Unterscheidung in solche, die zur eigenverantwortlichen Tätigkeit, zur Mitwirkung und zur interdisziplinären Zusammenarbeit befähigen sollen;
- Bezugnahme auf Pflegewissenschaft und andere Bezugswissenschaften sowie curriculare Veränderungen in Form von Handlungsorientierung anstelle der Fächerorientierung;
- Verbesserte theoretische Ausbildung durch verpflichtenden Hochschulabschluss von Schulleitungen und Lehrkräften;
- Verbesserte praktische Ausbildung durch die Vorschrift berufspädagogisch qualifizierter Fachkräfte (Praxisanleiter) für die praktische Anleitung wie Praxisbegleitung durch die Lehrkräfte[4].

---

[3] Krankenpflegegesetz (KrPflG) vom 16.Juli 2003 (BGBL.I S. 1442) und Ausbildungs- und Prüfungsverordnung (KrPflAPrV) vom 10.November 2003 (BGBL.I S. 2263)
[4] G. Dielmann: Krankenpflegegesetz und Ausbildungs- und Prüfungsverordnung für die Berufe in der Krankenpflege - Kommentar für die Praxis, 2004, 20f

Wie in der vorherigen Regelung auch, findet die praktische Ausbildung weiterhin (zum überwiegenden Teil) an Krankenhäuser statt. Die Gesamtverantwortung für die Ausbildung, sowohl für die Theoretische wie auch für die Praktische, liegt nun hingegen vollständig in der Hand der Schule[5].
Trotz all der genannten Veränderungen gelang nicht die von vielen Berufsvertretern erhoffte „große Reform" des Krankenpflegegesetzes hinsichtlich der klaren Verortung der Ausbildung im Berufsbildungssystem der Bundesrepublik Deutschland. Nach wie vor nimmt die Pflegeausbildung eine Sonderstellung im Bereich der Sekundarstufen II ein: In vielen Punkten dem dualen Berufsbildungssystem gemäß Berufsbildungsgesetz (BBIG) nahe (zwei getrennte, wenig kompatible Lernorte[6]: Lernort Schule und Lernort Praxis), ist sie doch grundsätzlich an zumeist kleinen Fachschulen mit Krankenhausanbindung angesiedelt. Die Positionierung und grundsätzliche Organisation der Pflegeausbildung ist somit nicht abschließend geklärt und wird vermutlich weiterhin Gegenstand zahlreicher Fachdiskussionen sein.
Im Sommer 2009 erfuhr das Krankenpflegegesetz, gleichzeitig mit dem Altenpflegegesetz, eine bedeutsame Revision. Fortan gilt neben den bisherigen Voraussetzungen für den Zugang zur Ausbildung *„der erfolgreiche Abschluss einer sonstigen zehnjährigen allgemeinen Schulbildung"'* (=Hauptschulabschluss Typ 10a)[7]. Diese Entscheidung der Politik stieß sowohl auf Seiten der Berufsverbände als auch auf Seiten der Gewerkschaften auf massiven Protest, konnte schlussendlich jedoch nicht verhindert werden[8]. Inwiefern sich hierdurch Ausbildungsqualität und –quantität verändern oder diese Entscheidung einen Einfluss auf die Professionalisierung bzw. Deprofessionalisierung des Berufsstandes nimmt, kann zum jetzigen Zeitpunkt nicht abgeschätzt werden.

---

[5] vgl. § 4 KrPflG
[6] Unter Lernorten sind nach Thiel *„alle anerkannten öffentlichen Bildungseinrichtungen sowie Plätze und Situationen, die durch Originalbegegnungen mit der Wirklichkeit zum Lernen anregen"* zu verstehen. Vgl. V. Thiel: Lehrer ans Bett!? Zur Praxisanleitung und Praxisbegleitung; in: Jahrbuch der Katholischen Fachhochschule Nordrhein-Westfalen 2005, S. 262
[7] § 5, 2a KrPflG in seiner Version vom 17.7.2009 (BGBL I S. 1990, Nr. 43; 22.7.2009)
[8] u.a.: Stellungnahme Verdi zum Gesetzentwurf der Bundesrepublik (5.2009); Pressemitteilung DBfK (30.4.2009); Stellungnahme BALK (5.2009)

Neben den hier erläuterten gesetzlichen Vorgaben zur Ausbildung in der Gesundheits- und Kranken-/ Kinderkrankenpflege finden sich - dem föderalistischen Prinzip Deutschlands entsprechend - auf Ebene der Bundesländer weitere normative Regelungen, die Einfluss auf die Ausgestaltung der Ausbildung nehmen. Die jeweiligen Landesregierungen haben die Vorgaben von Krankenpflegegesetz und Ausbildungs- und Prüfungsverordnung in landesspezifischen Verordnungen weiter spezifiziert und so den jeweiligen Ausbildungsträgern klare Handlungsvorgaben für die Umsetzung und Durchführung der Ausbildung an die Hand gegeben[9].

Von detaillierteren Ausführungen zu normativen Vorgaben der Krankenpflegeausbildung wird an dieser Stelle abgesehen.

Die bisherigen Erläuterungen verdeutlichen, auf welches Fundament sich die Praxisanleiter-Tätigkeit, als Bestandteil der praktischen Ausbildung in der Gesundheits- und Krankenpflege, gründet.

Das folgende Kapitel über das Krankenhaus als struktureller Rahmen für pflegerische Tätigkeiten zielt darauf ab, begleitende Umstände des Handlungsfeldes Praxisanleitung herauszustellen. Dies hilft, ein umfassendes Situationsverständnis für den Arbeitsalltag eines Praxisanleiters zu entwickeln.

## 6.0 Das Krankenhaus - struktureller Rahmen pflegerischer Tätigkeit

Im Folgenden wird die Institution Krankenhaus als solches grob skizziert. Die Ausführungen dienen wie zuvor bereits erklärt, dem kontextuellen Verständnis der Praxisanleiter-Tätigkeit. Unter 6.1 werden zunächst allgemeine Definitionen sowie betriebswirtschaftliche Aspekte dargestellt. Der Abschnitt 6.2 setzt sich mit der Personalsituation in den Kliniken auseinander. Entwicklungen, die sich in diesem Bereich vollziehen, nehmen auch mutmaßlich Einfluss auf die Qualität der Praxisanleitung.

---

[9] Bsp: NRW: Ausbildungsrichtlinie für die staatlich anerkannten Kranken- und Kinderkrankenpflegeschulen in NRW; RLP: Rahmenlehrplan und Ausbildungs-rahmenplan für die Ausbildung in der Gesundheits- und Krankenpflege und Gesundheits- und Kinderkrankenpflege des Landes Rheinland-Pfalz.

## 6.1 Das Krankenhaus als moderner Dienstleistungsbetrieb

Das deutsche Sozialgesetzbuch - Fünftes Buch (SGB V) definiert Krankenhäuser als Einrichtungen, in denen durch medizinische und pflegerische Leistungen Krankheiten oder Leiden festgestellt, geheilt oder gelindert werden, in denen Patienten untergebracht und gepflegt werden oder in denen Geburtshilfe geleistet wird. Zudem stehen die Einrichtungen fachlich-medizinisch unter ständiger ärztlicher Leitung, verfügen jederzeit über ärztliches, pflegerisches, Funktions- und medizinisch-technisches Personal und haben nach wissenschaftlich anerkannten Methoden zu arbeiten[10]. Krankenhäuser lassen sich nach der Art und Intensität der Versorgung einteilen. So definiert das Statistische Bundesamt Allgemeine bzw. Akutkrankenhäuser als Häuser *„die über Betten in vollstationären Fachabteilungen verfügen, wobei Betten nicht ausschließlich für psychiatrische ... oder ... psychotherapeutische ... Patienten und Patientinnen vorgehalten werden"*[11]. Im Gegensatz dazu gibt es Sonderkrankenhäuser wie psychiatrische oder forensische Einrichtungen. Die Versorgungsstufe, der ein Krankenhaus zugeordnet wird, wird im Krankenhausbedarfsplan eines jeden Bundeslandes durch das jeweilige Landeskrankenhausgesetz definiert. Sie beschreibt die Stellung des Hauses. Unterschieden wird im Allgemeinen in

- **Häuser der Grundversorgung und Regelversorgung** (= drei Fachrichtungen: Innere Medizin / Chirurgie / Gynäkologie - Geburtshilfe);
- **Häuser der Schwerpunktversorgung** (= s.o. sowie weitere Fachrichtungen sowie umfangreichere apparative Ausstattung);
- **Häuser der Maximalversorgung** (= zumeist alle gängigen Fachabteilungen sowie umfangreiche technische Ausstattung).[12]

Nach Angaben der Deutschen Krankenhausgesellschaft (DKG) gab es im Jahr 2008 in Deutschland insg. 2.083 Krankenhäuser mit rund 503.000

---

[10] vgl. SGB V § 107, 1 - Sozialgesetzbuch Fünf vom 20.12.1988 (BGBL. I S. 2477) mit Änderung zuletzt vom 30.7.2009 (BGBL. I. S. 2495)
[11] Gesundheitsberichterstattung des Bundes; gefunden auf: *http://www.gbe-bund.de/gbe10/abrechnung.prc_abr_test_logon?p_uid=gastg&p_aid=&p_knoten=FID&p_sprache=D&p_suchstring=2034::Krankenhaus%28bedarfs%29plan* (24.2.2010; 22.03h)
[12] vgl. Pflege Heute, Urban und Fischer - München / Jena, 2. Auflage, 2001, S. 29

Betten. Die Trägerschaften verteilten sich zu je etwa 1/3 auf freigemeinnützige, öffentliche und private Träger[13].

Die Krankenhausfinanzierung erfolgt in einem dualen System: Für die Investitionskosten (Neubau / Instandsetzung / Anschaffung von Großgeräten etc.) der Häuser stehen öffentliche Fördermittel zur Verfügung; für die Betriebskosten (Personalkosten / Materialkosten / Versicherungen etc.) sind die Krankenkassen zuständig indem sie die Bezahlung der Behandlung des Patienten übernehmen[14]. Aufgrund der immens steigenden Kosten und den allgemein drastisch geringer werdenden finanziellen Ressourcen im Gesundheitswesen wurde mit dem Gesundheitsreformgesetz 2000 die pauschalierte Vergütung für Krankenhausbehandlungen (G-DRG – System) eingeführt. Durch diese Bezahlung nach diagnosebezogenen Fallgruppen wurde den Krankenhäusern ein wirtschaftlicherer Umgang mit den ihnen zur Verfügung stehenden finanziellen Mitteln auferlegt.

Die Wandlung der Krankenhäuser hin zu modernen Dienstleistungsunternehmen ist in vollem Gange. Der Wettbewerb bestimmt zunehmend das Geschehen im sogenannten Gesundheitsmarkt, in dem Krankenhäuser mit rund 64,6 Mrd. Euro Umsatz[15] einen bedeutenden Wirtschaftsfaktor darstellen. Im Vergleich dazu betrug der Umsatz der geschichtsträchtigen Automobilindustrie in Deutschland in 2009 nur rund 260 000 Mio. Euro[16].

---

[13] Deutsche Krankenhausgesellschaft: Eckdaten der Deutschen Krankenhausstatistik 2007 / 2008; gefunden auf: *http://www.dkgev.de/dkg.php/cat/5/title/Statistik* (24.2.2010; 22.42h)
[14] MDS - Medizinischer Dienst des Spitzenverbandes Bund der Krankenkassen e.V.: Krankenhausfinanzierung ; gefunden auf: *http://www.mds-ev.org/Krankenhausfinanzierung.htm* (24.2.2010; 23.17h)
[15] Deutsche Krankenhausgesellschaft; gefunden auf:
*http://www.dkgev.de/dkg.php/cat/23/aid/2/title/Aufgaben_und_Ziele* (24.2.2010, 23.53h)
[16] vgl.: Verband der Automobilindustrie - allgemeine Jahreszahlen; gefunden auf: *http://www.vda.de/de/zahlen/jahreszahlen/allgemeines/* (4.6.2010; 14.26h)

Neben diesen finanziellen Entwicklungen sind auch andere Veränderungen in der Branche festzustellen:

Zwar sind die Grundverhältnisse im Gesundheitsmarkt immer von einer unabdingbaren Asymmetrie gekennzeichnet (Der „Kunde" Patient fragt selten völlig freiwillig die Leistung Pflege oder Therapie nach), doch hat sich, auch aufgrund des veränderten Anspruchsverhaltens der Patienten, in den vergangenen Jahren ein zunehmender Service-Gedanke in Medizin und Pflege verbreitet. Der Paradigmenwechsel von bevormundender Fürsorge, teils altruistisch bedingt, bzw. überheblicher Ausspielung des Wissensvorsprungs („Ich Arzt / Schwester weiß was gut für dich ist") hin zum Dienstleistungsgedanken ist in den vergangenen Jahren insbesondere im Krankenhaussektor deutlich erkennbar. Dieser Prozess steht jedoch noch am Anfang und wird in den kommenden Jahren eine zunehmende Rolle spielen.

## 6.2 Personalentwicklung im Krankenhaus

Eine weitere wesentliche Veränderung in der Kliniklandschaft muss an dieser Stelle problematisiert werden, da sie für die Praxisanleitung nicht ohne Folgen ist: In einem Dienstleistungsunternehmen stellen die Mitarbeiter die wichtigste Ressource dar. Die zur Aufrechterhaltung des Krankenhausbetriebes notwendige Zahl an Berufen ist groß. Zu den personalintensivsten Berufsgruppen zählen die der Ärzte und die des Pflegepersonals. Hier hat sich in den vergangenen Jahren eine bedenkliche Entwicklung vollzogen: Laut der aktuellen Erhebung des Pflege-Thermometers des Deutschen Instituts für angewandte Pflegeforschung wurden zwischen 1995 und 2008 in bundesdeutschen Krankenhäusern rund 50.000 Pflegestellen abgebaut. Das entspricht einem Abbau von 14,2%. Gleichzeitig wurde die Zahl der Klinikärzte um rund 26% erhöht[17]. Diese Zahlen allein deuten auf eine Zunahme der Arbeitsintensität für Pflegekräfte im akutstationären Sektor hin. Eine derartige Zunahme der Arbeitsintensität hat in der Folge auch direkte Auswirkungen auf das Praxisanleitungsgeschehen,

---

[17] dip - Deutsches Institut für angewandte Pflegeforschung e.V. :Pflege-Thermometer 2009;gefunden auf: *http://www.dip.de/materialien/berichte-dokumente/?L=0* (4.6.2010, 14,45h)

da weniger Pflegekräfte auf den Stationen mehr Arbeit verrichten müssen und somit weniger zeitliche Freiräume für Praxisanleitung bleibt.

Neben dieser Personalentwicklung sind zeitgleich noch weitere ungünstige Entwicklungen zu verzeichnen. Aufgrund der demografischen Entwicklung der Gesellschaft in Kombination mit dem medizinischen Fortschritt nimmt die Zahl der mulitmorbiden und hochaltrigen Menschen auch und insbesondere in den Kliniken zu. Ihre Pflege und Betreuung ist um ein vielfaches komplexer und sehr zeitintensiv, wird jedoch in den G-DRG bisher noch nicht adäquat erfasst.

Des Weiteren vollzieht sich in den zurückliegenden Jahren aufgrund der Zunahme der im Krankenhaus behandelten Fälle und des trotz der Personalsteigerung weiterhin bestehenden Ärztemangels eine Verschiebung von Aufgaben aus dem ärztlichen Bereich in den Pflegerischen. Die mit der Übernahme ärztlicher Tätigkeiten verbundene Abgabe pflegefremder Aufgaben an Hilfspersonal ist vielfach noch nicht ausreichend vollzogen; auch hier ist eine Mehrbelastung des Pflegepersonals zu verzeichnen.

Im Ergebnis zeigt sich, dass eine abnehmende Zahl an Pflegekräften bei gleichzeitig steigenden Fallzahlen, Übernahme ärztlicher Tätigkeiten und komplexer werdenden Pflegesituationen, die Belastungen der in den Kliniken tätigen Pflegekräfte in den letzten Jahren deutlich hat ansteigen lassen.

Nicht freigestellte Praxisanleiter auf den Stationen sind in die allgemeinen Arbeitsabläufe und somit auch in entsprechende Veränderungsprozesse der Kliniken eingebunden. Die oben beschriebenen Entwicklungen haben daher auch direkte, gravierende Auswirkungen auf ihre ausbildnerischen Möglichkeiten - wie im Verlauf dieses Buches noch zu sehen ist.

Nach diesen flankierenden Ausführungen zum Thema Krankenhaus als struktureller Rahmen für Pflegehandeln wird im folgenden Kapitel neben einem Blick auf die berufsgeschichtliche Entwicklung die Funktion des Praxisanleiters allgemein erörtert.

# 7.0 Begriffsbestimmung und geschichtliche Entwicklung der Funktion Praxisanleiter

In diesem Kapitel wird zunächst die Herleitung und Definition des Begriffs Praxisanleitung erläutert, bevor allgemeine Merkmale und Aufgaben der Funktion dargestellt werden. Anschließend folgen Ausführungen zur berufshistorischen Entwicklung des Praxisanleiters im Krankenhaus.

## 7.1 Die Herleitung des Begriffs Praxisanleitung

Der Begriff „Praxis", aus dem griechisch-lateinischen hervorgehend, meint die Anwendung von Gedanken, Vorstellungen, Theorien oder Ähnlichem in der Wirklichkeit. Ferner ist darunter die Ausübung, das Tätigsein und die (Berufs-)Erfahrung gemeint und gilt als Gegensatz zum Begriff der „Theorie" (im Sinne von rein begrifflicher, abstrakter Betrachtungsweise)[18]. Das Wort „Anleitung" findet sich in der Alltagssprache zumeist im Zusammenhang mit Handlungsanweisungen oder Hilfen für bestimmte technische Vorgänge. Belege dafür sind Worte wie „Bauanleitung" oder „Bedienungsanleitung".

## 7.2 Wesen und Funktion der Praxisanleitung

Anleitung im sozialpflegerischen Berufsumfeld enthält weit mehr Facetten als die oben beschriebene technokratische Sichtweise - wie folgende Ausführungen verdeutlichen:

Man kann Praxisanleitung als Tätigkeit verstehen, die Lernenden hilft, sich in einem Arbeitsumfeld zurechtzufinden. Für QUERNHEIMER geht es dabei darum, dass der Angeleitete durch die Anleitung einen Nutzen erfährt, um anschließend seinen Alltag besser bewältigen zu können[19]. Hervorzuheben ist, dass es sich bei Praxisanleitung nicht um eine Unterweisung klassischer Art handelt, bei der der Lernende nur als *„empfangendes Objekt"*[20] gesehen wird. Vielmehr geht es um einen methodisch geleiteten Lern- und Beziehungsprozess. IMMOHR schreibt dazu: *„Anleitung ist ein Prozess des Lehrens und Lernens. Jemanden anleiten heißt,*

---

[18] vgl. Duden - Das Fremdwörterbuch, 2002, S. 801 + 993
[19] vgl. G. Quernheim: Spielend anleiten und beraten - Hilfen zur praktischen Pflegeausbildung, 2009, S.4
[20] vgl. R. Mamerow: Praxisanleitung in der Pflege, 2006, S. 97

*ihn an eine Sache heranzuführen, ihm den Weg zeigen und ihn auf dem Weg begleiten."*[21] Den prozesshaften Charakter der Praxisanleitung hebt auch JOSUKS hervor, indem sie beschreibt: *„Praxisanleitung ist somit ein kontinuierlicher Prozess, der den Lernenden in die Lage versetzt, selbstständig, eigenverantwortlich und fachlich korrekt zu handeln."* [22]

Mit Blick auf die Pflege definierte der Deutsche Bildungsrat für Pflegeberufe 2004 Praxisanleitung als geplante und zielgerichtete Aktivitäten, mit denen Lernende im jeweiligen Einsatzort an pflegerisches Handeln herangeführt werden[23].

Die Funktion eines Praxisanleiters gibt es in verschiedenen sozialen Berufen. So finden sich Praxisanleiter im Bereich der Sozialarbeit und der Heilerziehungspflege ebenso wie in der Alten-, Kranken- und Kinderkrankenpflege. Vergleichbar mit Ausbilder[24] gemäß dem Berufsbildungsgesetz haben sie an der Nahtstelle zwischen Theorie und Praxis fachliche, organisatorische und erzieherische Aufgaben, um insbesondere Auszubildende[25] beim Erwerb der erforderlichen professionellen Handlungskompetenz im Umfeld Praxis zu fördern und zu begleiten[26].

---

[21] S. Immohr in. K.H. Sahmel (Hrsg): Grundfragen der Pflegepädagogik, 2001, S.: 225
[22] H. Josuks in: H. Josuks, Georg Pech, Friedhlem Woecht (Hrsg.): Praxisanleitung in der Intensiv- und Anästhesiepflege – Grundlagen / Methodik / Pflegestandards, 2002, S.14
[23] vgl. Deutscher Bildungsrat für Pflegeberufe: Vernetzung von theoretischer und praktischer Pflegeausbildung, 2004, S.10
[24] Als **Ausbilder/in** wird gemäß § 28 Absatz 2 BBiG bezeichnet, wer aufgrund einer ausdrücklichen Bestellung durch seinen Arbeitgeber damit betraut ist, den Auszubildenden die Ausbildungsinhalte in der Ausbildungsstätte unmittelbar, verantwortlich und in wesentlichem Umfang zu vermitteln sowie persönlich und fachlich geeignet ist. (vgl.: Verwaltungsakademie Berlin; gefunden auf: www.berlin.de/imperia/md/content/.../zs/.../definition_***ausbilder***.pdf; (12.5.2010; 11.25h)
[25] In dieser Arbeit werden der Einfachheit halber vereinzelt die Begriffe Schüler und Auszubildender synonym benutzt, wider des Wissens, das die Lerner der Gesundheits- und Krankenpflegausbildung den Statuts Schüler innehaben, im Gegensatz zu bspw. Auszubildenden in der Altenpflege.
[26] vgl.: S. Denzel: Praxisanleitung für Pflegeberufe - Beim Lernen begleiten, 2007, S. 5

## 7.3 Entwicklung der Praxisanleitung

Die Anleitung und Einarbeitung von Auszubildenden, ebenso wie die Begleitung neuen Mitarbeiter, Weiterbildungsteilnehmer oder Praktikanten in praktisches Pflegehandeln hat Tradition.

Untersuchungen der 1970er bis 1990er Jahre ist zu entnehmen, dass insbesondere die praktische Ausbildung zumeist unstrukturiert, ungeplant und ohne didaktische Grundlagen stattfand[27].

Auch das vielbeachtete Gutachten über die Situation der praktischen Krankenpflegeausbildung der Senatsverwaltung für Gesundheit des Landes Berlin aus dem Jahr 1994 deckte erhebliche Mängel in der praktischen Ausbildung auf.

Als Hauptkritikpunkte wurden hervorgehoben:

- die fehlende pädagogische Qualifikation der Ausbilder in der Praxis;
- die überwiegende Ausübung von Hilfstätigkeiten durch die Schüler zur Aufrechterhaltung der Stationsroutine anstelle gezielter Anleitung;
- eine mangelnde Kooperation zwischen Pflegeschule und Station
- Diskrepanzen bezüglich der Ausbildungsinhalte und somit Aufrechterhaltung des sogenannten Theorie-Praxis Konflikts.[28]

Der vielfältigen Kritik wurde Rechnung getragen: Insbesondere die pädagogische Qualifikation der mit praktischer Ausbildung beauftragten Fachkräfte wurde vorangetrieben, wenngleich es dabei zunächst zu einer doppelläufigen Entwicklung kam:

In unterschiedlich umfangreichen Fortbildungsmaßnahmen wurden Pflegekräfte zum einen als Tutoren bzw. Mentoren fortgebildet[29]. Sie erledigten ihre ausbildnerischen Aufgaben neben dem allgemeinen Stationsdienst, waren somit für diese Aufgaben nicht freigestellt, und unterstanden grundsätzlich der Pflegedienstleitung.

---

[27] vgl.: K.H. Sahmel (Hrsg): Grundfragen der Pflegepädagogik, 2001, S. 69ff
[28] vgl.: Sahmel, 2001, S.72ff
[29] Je nach Bildungsträger wurden Kurse zwischen 16 und 200 Stunden angeboten

Daneben gab es so genannte Praxisanleiter. Diese Pflegekräfte verfügten über eine umfangreiche pädagogische Weiterbildung (bis zu 460h) und waren für ihre Ausbildungs- und Anleitungsaufgaben freigestellt[30]. Sie unterstanden je nach Betriebsstruktur entweder der Pflegedirektion oder der Krankenpflegeschule.

Mit dem Gesetz über die Berufe in der Krankenpflege aus dem Jahr 2004 beendete der Gesetzgeber die Dualität dieser praktisch ausbildenden Pflegenden und setzte auch terminologisch den Begriff Praxisanleiter incl. des Qualifizierungsumfangs fest.

Wie die PABiS Studie 2006 offenbarte, ist heute etwa ein Drittel aller Praxisanleiter für ihre Tätigkeit vollständig freigestellt[31]; der größte Teil der als Praxisanleiter Tätigen ist weiterhin Teil der Stationsteams und übernimmt die Begleitung von Schülern, Weiterbildungsteilnehmern, Praktikanten oder neuen Mitarbeitern neben seinen Verpflichtungen in der Patientenversorgung. Das diese Form der Arbeitsorganisation negative Auswirkungen auf die Qualität der Ausbildung hat, insbesondere vor dem Hintergrund der zuvor beschriebenen Arbeitsintensivierung auf den Stationen, wird im Verlauf der Studie sowohl in Kapitel 10.2.3 als auch bei der Präsentation der Ergebnisse deutlich.

Auf den Handlungs- und Qualifikationsrahmen der heutigen Praxisanleiter wird im Folgenden eingegangen.

---

[30] 1996 wurde die Berufsbezeichnung „Praxisanleiter für Pflegeberufe" vom Land Hessen gesetzlich definiert und eine entsprechende Ausbildung initiiert. Dieser Vorstoß ließ sich jedoch bundesweit nicht durchsetzten. (vgl. R. Mamerow: Praxisanleitung in der Pflege, 2006, S. 9)
[31] vgl. K. Blum; P. Schilz: Praxisanleitung im Krankenhaus - Ergebnisse der Pflegeausbildungsstudie: Strukturen sind oft noch heterogen; Pflegezeitschrift, 8/2006, S. 511

# 8.0 Das Aufgabenspektrum des Praxisanleiters

Praxisanleiter im akutstationären Bereich sind als Pflegende in allen Fach- und Funktionsabteilungen eines Krankenhauses tätig. Wenngleich Praxisanleiter nur für den Bereich Ausbildung und Begleitung von Pflegeschülern gesetzlich vorgeschrieben sind, so übernehmen sie im beruflichen Alltag vielfach auch Aufgaben im Zusammenhang mit der Einarbeitung neuer Mitarbeiter, der Begleitung von Weiterbildungsteilnehmern oder gar die Ausrichtung stationsinterner Fortbildungen. In den folgenden Abschnitten werden nun die verschiedenen Aufgaben und Zuständigkeiten eines Praxisanleiters erörtert.

## *8.1 Aufgaben im Zusammenhang mit der pflegerischen Erstausbildung*

Das Krankenpflegegesetz vom 16.07.2003 enthält wie in Kapitel 5 bereits angedeutet, zahlreiche Regelungen zur Struktur der Ausbildung. In diesem Gesetz findet sich auch die wichtigste Berechtigungsgrundlage für die Funktion des Praxisanleiters:

Die ausbildenden Krankenhäuser[32] haben nach § 4 Absatz 5 die praktische Ausbildung durch Praxisanleitung sicherzustellen. In § 2 Absatz 2 KrPflAPrV heißt es dazu:

> „Aufgabe der Praxisanleitung ist es, die Schülerinnen und Schüler schrittweise an die eigenständige Wahrnehmung der beruflichen Aufgaben heranzuführen und die Verbindung mit der Schule zu gewährleisten".[33]

In einem Erlass des Landes Nordrhein - Westfalen zur Praxisanleitung wird dieser Auftrag genauer definiert:

> „Praxisanleiter sind direkte Kontaktpersonen für die Schülerinnen und Schüler während der praktischen Ausbildung und als Ansprechpartner der Schule, (...), leisten Praxisanleiter/innen nicht nur einen wichtigen Beitrag zur Verbesserung der Qualität der praktischen Ausbildung, sondern tragen auch wesentlich dazu bei, die Verknüpfung des im Unterricht Gelernten mit den erforderlichen beruflichen Anforderungen herzustellen."[34]

---

[32] laut § 4 Absatz 2 Satz 3 KrpfG findet die Ausbildung in der Gesundheits- und Krankenpflege zum überwiegenden Teil an Krankenhäusern statt.
[33] § 2 Absatz 2 KrPflAPrV
[34] MGSFF NRW: M. Oetzel-Klöcker: Praxisanleiter - Erlass März 2004, S. 1

Zum besseren Verständnis dieser Definition ist es hilfreich, sich das Ziel der Pflegeausbildung zu vergegenwärtigen: Als grundsätzliches Ziel der Ausbildung ist die Entwicklung von Handlungskompetenz anzusehen. Dazu zählen sowohl technisch-instrumentelle Fertigkeiten als auch kognitive, soziale, kommunikative und methodische Fähigkeiten. Die Schüler sollen befähigt werden, in unterschiedlichen Situationen handeln und adäquat auf die verschiedenen Problemlagen pflege- und hilfebedürftiger Menschen reagieren zu können[35]. Zur Erlangung dieser Ziele erfüllen die beiden Lernorte Schule und Pflegepraxis einen gemeinsamen Ausbildungsauftrag, wobei jeder Bereich seine eigenen Beiträge liefert. Die vorrangige Aufgabe der Schule liegt darin, generelles Regel- und Theoriewissen, übergreifende Prinzipien, Konzepte oder Modelle zu lehren. Aufgabe der Praxis und somit der Praxisanleiter ist es, die Schüler zu befähigen, diese vermittelten Regeln, Theorien, Prinzipien, Konzepte und Modelle in einer konkreten Pflegesituation unter Einbeziehung der individuellen Gegebenheiten angemessen anzuwenden[36]. Dabei stellt die praktische Ausbildung weder die Kompensation noch die Vertiefung der schulischen Ausbildung dar. Vielmehr ist es Ziel, eine inspirierende Kooperation zwischen Theorie und Praxis herzustellen, um wissenschaftliche Erkenntnisse und Erfahrungswissen systematisch miteinander zu verknüpfen[37]. Für MAHLER bedeutet dies,

> „dass die Praxisanleitung theoretisches Wissen dort ergänzt, wo es notwendig ist oder wo Schüler Lernbegleitung benötigen, aber nicht die reine Wissensvermittlung auf theoretischer Ebene übernimmt."[38]

Praxisanleiter haben die Aufgabe, didaktisch aufbereitete Lernsituationen zu schaffen, die es Schülern ermöglichen, Spezifika des Pflegealltags zu erlernen um so professionelles Pflegehandeln zu entwickeln.

---

[35] vgl. E. Holoch: Situiertes Lernen und Pflegekompetenz, 2002, S.67
[36] vgl. MGSFF NRW: G. Hundenborn, C. Kühn: Richtlinie für die Ausbildung in der Gesundheits- und Krankenpflege sowie in der Gesundheits- und Kinderkrankenpflege, 2003, S. 12
[37] vgl. B. Mensdorf: Praxisanleitung braucht neue Grundlagen; Pflegezeitschrift 5/2007, S. 277
[38] A. Mahler: Was ist die Aufgabe von Praxisanleitung in der psychiatrischen Pflegeausbildung?; PsychPflege 2006, 12, S. 12

Dem Praxisanleiter obliegt also die Aufgabe, den Ausbildungsprozess der Schüler entsprechend ihrem Ausbildungsstand zu planen, zu koordinieren, mit zu gestalten, zu analysieren, zu beurteilen und zu dokumentieren. Beispielsweise beinhaltet die Arbeit als Praxisanleiter Tätigkeiten wie:

- Schüler einarbeiten und in konkreten Pflegesituationen begleiten, beraten und bewerten;
- Anleitungsbedarfe ermitteln, zur Selbstreflexion anleiten;
- Reflexionsgespräche, Erst-, Zwischen- und Abschlussgespräche führen;
- gemeinsam mit Schülern Pflege praktizieren;
- Informationen sicherstellen und mit allen an der Pflegeausbildung Beteiligten kooperativ zusammenarbeiten, Mitwirkung bei Praxisanleitertreffen;
- Bewertungen und Beurteilungen abgeben.[39]

Diese Aufgaben setzen einen intensiven inhaltlichen Austausch und eine Kooperation mit der Schule voraus. Wie diese Zusammenarbeit im Konkreten zu gestalten ist, obliegt der jeweiligen Ausbildungsstätte. In § 2 Absatz 3 KrPflAPrV heißt es dazu:

> „Aufgabe der Lehrkräfte der Schule ist es, (...) die für die Praxisanleitung zuständigen Fachkräfte zu beraten. Dies ist auch durch regelmäßige persönliche Anwesenheit in den Einrichtungen zu gewährleisten."[40]

DENZEL hebt hervor, dass die Fachlehrer der Schulen den Praxisanleitern der Einrichtungen Rückmeldungen und Anregungen - zum Beispiel hinsichtlich Pflegestandards - geben können und gleichzeitig die Schulen von den Anregungen der Praxis profitieren[41].

Eine weitere wichtige Aufgabe der Praxisanleiter im Zusammenhang mit der pflegerischen Erstausbildung ist die Mitgliedschaft im Prüfungsausschuss, gemäß § 4 Absatz 1 KrPflAPrV. Als Fachprüfer nehmen Praxisanleiter gemeinsam und gleichberechtigt mit einer Lehrkraft der Schule die praktische Abschlussprüfung ab.

---

[39] vgl. R. Mamerow: Praxisanleitung in der Pflege, 2006, S. 11)
[40] KrPflAPrV § 2 Absatz 3
[41] vgl. S. Denzel: Praxisanleitung für Pflegeberufe, 2007, S. 94

Vorteilig an dieser Regelung sind zwei Aspekte: Einerseits haben die Praxisanleiter eine hohe fachliche Expertise in dem speziellen Fachgebiet, mit dem sie die Prüfungsleistung beurteilen können. Zum anderen kennen sie die Prüflinge aus ihrer täglichen praktischen Arbeit und können so den Schülern ein gewisses Maß an Vertrauen und Sicherheit in der Prüfungssituation geben[42].

Praxisanleiter erfüllen in Zusammenhang mit der Schüler-Begleitung noch eine weitere wichtige Aufgabe, die sich jedoch nicht normativ erfassen lässt: In Anlehnung an HOLOCHs Ansatz des situierten Lernens, der das Lernen des Schülers vom Pflegeexperten durch Artikulation und Reflexion von Handlungen sieht, ist der Praxisanleiter auch wesentlich an der beruflichen Sozialisation und Enkulturation[43] von Pflegeneulingen, in besonderem Maße des Pflegeschülers, beteiligt[44].

In diesem Kapitel sind die vielfältigen Aufgaben von Praxisanleitern im Zusammenhang mit der pflegerischen Erstausbildung aufgeführt worden. Der Gesetzgeber hat für den zeitlichen und personellen Umfang der Praxisanleitung im Rahmen der praktischen Gesundheits- und Krankenpflegeausbildung klare Vorgaben gemacht, welche im Folgenden dargelegt werden. Die Ausführungen helfen, die Organisation und Struktur der Praxisanleitung auf einer ausbildenden Station richtig erfassen zu können. Des Weiteren geben sie einen Hinweis auf den Anleitungsaufwand und die zusätzliche Arbeitsbelastung, denen der Praxisanleiter im Alltag ausgesetzt ist.

---

[42] Aus diesem Grund ist bei der Auswahl der Fachprüfer darauf zu achten, dass es sich möglichst um diejenigen Personen handelt, die den Schüler überwiegend ausgebildet haben. (vgl. G. Dielmann: Krankenpflegegesetz und Ausbildungs- und Prüfungsverordnung für die Berufe in der Krankenpflege, 2004, S. 146)
[43] Enkulturation = das Hineinwachsen des Einzelnen in die Kultur der ihn umgebenden Gesellschaft. Vgl. Duden - Das Fremdwörterbuch, 2002, S. 269
[44] vgl.: E. Holoch: Situiertes Lernen und Pflegekompetenz, 2002, S.43 und Ch. Pfaff: Kein Fall wie jeder andere - Wie können Anleitungssituationen in Pflegeberufen gestaltet sein um Kompetenzentwicklung zu fördern, 2004, S. 58

## 8.2 Zeitlicher und personeller Umfang der Praxisanleitung

Zur Erfüllung der beschriebenen Aufgaben des Praxisanleiters sieht der Gesetzgeber vor, dass *„ein angemessenes Verhältnis zwischen der Zahl der Schülerinnen und Schüler zu der Zahl der Praxisanleiterinnen und -leiter...sicherzustellen"*[45] ist. Eine genaue Bezifferung dessen, was angemessen ist, erfolgte im Berufsgesetz nicht. DIELMANN geht jedoch davon aus, dass seitens der Initiatoren mehr als nur eine gelegentliche Anleitung vorgesehen ist[46]. Klarere Vorgaben bzgl. Häufigkeit oder Intensität von Anleitung machen hingegen die verschiedenen Bundesländer im Rahmen ihrer Richtlinienkompetenz.

Das Land Nordrhein-Westfalen beispielsweise hat in seiner Verordnung zur Durchführung des Krankenpflegegesetzes vom 7. März 2006 verfügt, dass der Umfang der Praxisanleitung je Schüler in den drei Ausbildungsjahren 10% des Umfangs der praktischen Ausbildung zu betragen hat[47]. Dieser Maßgabe folgte auch die Deutsche Krankenhausgesellschaft in ihrem Positionspapier zur Praxisanleitung und Praxisbegleitung[48]. Vergleichbare Vorgaben gibt es ebenfalls in anderen Bundesländern. Rheinland-Pfalz weist in seinem Rahmenlehrplan für die Gesundheits- und Krankenpflege auf die Empfehlung der Lehramtskommission hin und empfiehlt sogar eine Gesamtstundenanzahl von 300h Praxisanleitung, verteilt auf die gesamte Ausbildung[49].

Diese Festlegung trifft jedoch nur indirekt Aussagen über die Anzahl bzw. Dichte von Praxisanleiter in einer akutstationären Einrichtung.

---

[45] § 2 Absatz 2 Satz 3 KrPflAPrV
[46] vgl. G. Dielmann: Krankenpflegegesetz und Ausbildungs- und Prüfungsverordnung für die Berufe in der Krankenpflege, 2004, S. 141
[47] Verordnung zur Durchführung des Krankenpflegegesetzes (DVO-KrPflG NRW) GV.NRW, 2006, Nr. 6, S.119
[48] DKG-Positionspapier zur Praxisanleitung und Praxisbegleitung auf der Grundlage des Krankenpflegegesetzes vom 16.Juli 2003 - Beschluss des Vorstandes der DKG vom 30.März 2006, S. 4
[49] vgl. Ministerium für Arbeit, Soziales, Familie und Gesundheit Rheinland-Pfalz (Hrsg.): Rahmenlehrplan und Ausbildungsrahmenplan für die Ausbildung in der Gesundheits- und Krankenpflege und Gesundheits- und Kinderkrankenpflege des Landes Rheinland-Pfalz, 2005, S. IV; (Der Stundenumfang von 300h wurde später jedoch auf 250h reduziert)

DIELMANN empfiehlt daher zur Sicherstellung der Anleitung sowie einer ständigen Aufsicht der Schüler, dass

> *„in jeder ausbildenden Arbeitseinheit (z.B. Station) mindestens eine Fachkraft mit pädagogischer Zusatzqualifikation für die praktische Anleitung der Auszubildenden verfügbar sein (sollte - C.K.)"[50].*

Diesem Anspruch wird in der Arbeitsrealität nur bedingt Rechnung getragen. In vielen Häusern entstanden in jüngster Zeit Stellenbeschreibungen für Praxisanleiter oder Anleitungskonzepte, in denen eine personellen und oder zeitliche Vorgabe zur Praxisanleitung festgesetzt wird. Als Beispiel sei auf das von der Robert-Bosch-Stiftung ausgezeichnete Konzept zur Praxisanleitung von Schülerinnen und Schülern in der Gesundheits- und Krankenpflege des Krankenhauses der Barmherzigen Brüder Trier verwiesen. Dieses Konzept schreibt vor, dass jede Station entsprechend ihrer Größe mindestens zwei Praxisanleiter vorzuhalten hat.[51] In anderen Einrichtungen fehlen solche detaillierten Vorgaben noch.

Die Begleitung und praktische Ausbildung von Schülern in der pflegerischen Erstausbildung ist das zentrale Betätigungsfeld von Praxisanleitern. Entsprechend ausführlich sind Aufgaben und Umfang auch normativ vorgegeben.

Anders verhält es sich dagegen mit den weiteren Aufgaben, für die die Praxisanleiter in ihrer Funktion auf den Stationen in der Regel ebenfalls zuständig sind, für die es jedoch keine klaren gesetzlichen Vorgaben gibt. Diese anderen Aufgabenfelder, die den Arbeitsalltag des Praxisanleiters ggf. zusätzlich tangieren, werden im folgenden Abschnitt erläutert.

---

[50] G. Dielmann: Krankenpflegegesetz und Ausbildungs- und Prüfungsverordnung für die Berufe in der Krankenpflege, 2004, S. 141
[51] vgl. Konzept zur Praxisanleitung von Schülerinnen und Schülern der Gesundheits- und Krankenpflege im Krankenhaus der Barmherzigen Brüder in Trier, 2008, S. 5; gefunden auf: *http://www.bk-trier.de/bk_trier/ Konzept+zur+Praxisanleitung*; (6.4.2010, 15.33h)

## 8.3 Weitere Tätigkeitsbereiche des Praxisanleiters

Aufgrund ihrer pädagogischen Qualifikation sind Praxisanleiter auf den Stationen häufig zusätzlich zu Schülerbetreuung und Patientenversorgung in weitere, die Berufsbildung betreffende Aufgaben eingebunden, die jedoch nicht auf einer gesetzlichen Grundlage basieren. Diese Aufgaben sind somit nicht die Kerntätigkeit des Praxisanleiters, werden ihm im Arbeitsalltag jedoch aufgrund seiner Kompetenzen oder aufgrund fehlender Klarheit in der Organisationsstruktur „zugeschoben". Losgelöst von der Tatsache, dass der Praxisanleiter für diese weiteren Aufgaben geeignet zu sein scheint, ist die Schwierigkeit zu sehen, dass solche weiteren Aufgaben zu Lasten der primären Aufgabe im Zusammenhang mit Schülerbegleitung und Patientenversorgung gehen, sofern ihm keine zusätzlichen zeitlichen Ressourcen dafür eingeräumt werden.

In Zeiten hoher Fluktuation auf den Stationen nimmt die Einarbeitung neuer Mitarbeiter einen hohen Stellenwert ein. Häufig übernehmen Praxisanleiter diese Aufgabe, da sie neben der Fachkompetenz in ihrem Bereich ebenfalls über die notwendigen methodischen Kompetenzen für eine Einarbeitung der Kollegen verfügen. Vielfach ist zudem zu beobachten, dass die Einarbeitung neuer Kollegen eine wenig beliebte Aufgabe ist, die von den Kollegen und der Stationsleitung gern, unter Vorgabe der obigen Gründe, an den Praxisanleiter delegiert wird.

Im Zusammenhang mit der Einarbeitung neuer Mitarbeiter sind Praxisanleiter vielfach auch an der Erarbeitung und Erstellung von Einarbeitungskonzepten auf den jeweiligen Stationen beteiligt.

Eine normative Begründung, dass die Einarbeitung neuer Mitarbeiter zwingend Aufgabe von Praxisanleitern ist, gibt es nicht. Die Thematik Anleitung ist ein wenn auch kleiner dennoch existierender Bestandteil der Ausbildung, so dass grundsätzlich jede examinierte Pflegekraft auch für die Einarbeitung neuer Kollegen qualifiziert ist. Die Einarbeitung neuer Mitarbeiter ist somit kein explizit ausgewiesenes Aufgabengebiet von Praxisanleitern, wird aber insbesondere in Funktionsabteilungen häufig aufgrund der pädagogischen und fachlichen Kompetenz von ihnen ausgefüllt.

Bei der Begleitung von Weiterbildungsteilnehmern hingegen stellt sich die Situation anders dar:

Weiterbildungen finden in der Regel in Spezialabteilungen statt. Zu den etablierten und staatlich anerkannten Weiterbildungen zählen die Fachweiterbildungen für Intensivpflege und Anästhesie, den Operationsdienst, Psychiatrie, Palliativpflege, Dialyse und Hygiene. Die Weiterbildungsteilnehmer durchlaufen während des Kurses häufig verschiedene Stationen, in deren Arbeitsablauf sie jeweils eingearbeitet werden müssen. Zudem haben sie, vergleichbar mit der Erstausbildung, verschiedene Praxisaufgaben zu erfüllen, bei deren Ausarbeitung sie häufig auf die Unterstützung der Pflegeexperten der jeweiligen Station angewiesen sind. Praktische Fachprüfungen erfordern eine enge Zusammenarbeit der jeweiligen Station mit der Weiterbildungsstätte.

Der erforderliche Rahmen für die Weiterbildungen entstammt den spezifischen Gesetzen oder Verordnungen der jeweiligen Bundesländer. Im Gegensatz zur Ausbildung ist für die praktische Weiterbildung keine Praxisanleitung im Sinne des Krankenpflegegesetzes vorgeschrieben. In einzelnen Bundesländern gibt es jedoch Vorgaben dahin gehend, dass die Weiterbildungsstätte zu ihrer staatlichen Anerkennung Praxisanleitung nachweisen muss[52] bzw. ein gewisses Stundenkontingent der praktischen Weiterbildung unter Anleitung stattzufinden hat[53]. Für Nordrhein-Westfalen beispielsweise finden sich in der entsprechenden Landesverordnung aber keine weiteren Ausführungen oder Vorgaben dazu: Umfang der Anleitungen sowie Qualifikationen oder definierte Aufgabenbereiche der Praxisanleiter sind hier nicht festgelegt.

Einzig Im DKG-Positionspapier finden sich Hinweise darauf, dass fachkundige Anleitung während der praktischen Weiterbildung durch geeignete Fachkräfte sicherzustellen ist. Als geeignet werden hierfür Gesundheits- und Krankenpflegepersonen gesehen, die neben einer zweijährigen Berufserfahrung auch eine Fachweiterbildung im jeweiligen Fachgebiet sowie eine berufspädagogische Zusatzqualifikation im Umfang von 200h absol-

---

[52] vgl.: § 22,5 Weiterbildungs- und Prüfungsverordnung für Pflegeberufe (WBVO) NRW (GV.NRW.29.12.2009)
[53] vgl.: Anlage 1 der Weiterbildungs- und Prüfungsverordnung für Pflegeberufe (WBVO) NRW (GV. NRW. Nr. 43 vom 28.12.2009, S. 945)

viert haben. Auf die berufspädagogische Zusatzqualifikation wiederum können jeweils 100h der abgeschlossenen Fachweiterbildung angerechnet werden[54]. Viele der in dem Positionspapier aufgeführten Punkte sind im Berufsbild des Praxisanleiters wiederzuerkennen. Eine eindeutige Zuordnung bzw. Bestimmung für diese Aufgaben fehlt jedoch.

Wie die Handhabung auf den Stationen zeigt, übernehmen Praxisanleiter aufgrund ihrer pädagogischen Kompetenz auch bei Weiterbildungsteilnehmern vielfach Aufgaben wie Einarbeitung, gezielte Anleitungen zu spezifischen Themen, Einführungs-, Zwischen- und Endgespräche, Beurteilung und Begleitung / Abnahme von Prüfungen. Je nach Weiterbildungsstätte und weiterbildendem Krankenhaus ergibt sich bei der Ausgestaltung der Aufgaben sowie bei der Einräumung entsprechender Zeitkontingente eine große Variabilität. An dieser Stelle ist die fehlende gesetzliche Konkretisierung, welche Rolle die Praxisanleitung im Rahmen der Weiterbildung einnimmt und wie viel Zeit ihr einzuräumen ist, zu bemängeln. Dieses Vakuum führt in der Praxis zu unterschiedlichen Anforderungen, höherem Arbeitsumfang sowie einem höheren Belastungspotential, insbesondere wenn die beschriebenen Aufgaben zusätzlich zu den Kernaufgaben „Ausbildung von Pflegeschülern" und „Patientenversorgung" wahrgenommen werden müssen.

Neben der Einarbeitung neuer Mitarbeiter und der Begleitung von Weiterbildungsteilnehmern ist abschließend auch auf die Begleitung von (Schul- oder Sanitäts-) Praktikanten, FSJ'lern, Zivildienstleistenden sowie die Hospitationsbegleitung und –bewertung von Bewerbern als weitere Aufgaben von Praxisanleitern hinzuweisen.

Ebenso ist die Mitwirkung an stations- oder hausinternen Fortbildungen, Arbeitszirkeln zu Praxisanleitung und Einarbeitung oder ähnlichem häufig Teil des Aufgabenspektrums des Praxisanleiters[55].

---

[54] vgl.: DKG - Positionspapier zur Praxisanleitung und Praxisbegleitung auf der Grundlage des Krankenpflegegesetzes vom 16.Juli 2003 - Beschluss des Vorstandes der DKG vom 30.März 2006, S. 5
[55] Diese Aussagen stützen sich auf die eigenen Erfahrungen der Verfasserin sowie auf Gespräche mit Kollegen und anderen Praxisanleitern.

An den Ausführungen dieses Kapitels werden die verschiedenen Aufgaben und somit auch umfangreichen Ansprüche deutlich, denen Praxisanleiter in ihrem Arbeitsalltag neben ihren originären Aufgaben als Pflegefachkraft in der Patientenversorgung gerecht zu werden versuchen. Zur Vorbereitung auf diese Fülle unterschiedlicher, teilweise zugeschriebener Aufgaben, denen sich Praxisanleiter gegenüber sehen, dient die berufspädagogische Weiterbildung. Deren strukturelle und inhaltliche Vorgaben werden im folgenden Kapitel erörtert.

## 9.0 Die Praxisanleiter - Weiterbildung

Eine berufliche Weiterbildung dient grundsätzlich der Vertiefung bzw. Erweiterung von Kenntnissen und Fähigkeiten. Die Praxisanleiter - Weiterbildung im Speziellen zielt auf den Erwerb von beruflicher Handlungskompetenz im Bereich Praxisanleitung ab und soll auf diesem Weg den Praxisanleiter befähigen, im Arbeitsalltag seinen vielfältigen Aufgaben kompetent nachzukommen.

Zunächst einmal macht der Gesetzgeber in § 2 Absatz 2 KrPflAPrfV eine klare Aussage dazu, was unter einem Praxisanleiter zu verstehen ist: Zur Praxisanleitung geeignet definiert er Gesundheits- und Kranken- / Kinderkrankenpfleger und -pflegerinnen, die über eine Berufserfahrung von mindestens zwei Jahren sowie eine berufspädagogische Zusatzqualifikation im Umfang von mindestens 200h verfügen. Aussagen über Gestaltung und Inhalt dieser Zusatzqualifikation finden sich dort nicht. Dies ist, dem föderalistischen Prinzip folgend, Aufgabe der Bundesländer. Dementsprechend gibt es eine Vielzahl von landesrechtlichen Verordnungen, die diese Weiterbildung jeweils regeln.

Wegweisend, und als Grundlage verschiedener Weiterbildungsverordnungen der Länder dienend, ist das Positionspapier der DKG zur Praxisanleitung aus dem Jahr 2003. Darin sind neben der Beschreibung der Aufgaben von Praxisanleitern auch Lehrinhalte der Weiterbildung aufgeführt. Auch das 2004 erschiene Positionspapier des Deutschen Bildungsrates für Pflegeberufe gibt wichtige inhaltliche Hinweise zur erforderlichen Qualifizierung von Praxisanleitern[56].

Die normative (und somit zum Teil auch inhaltliche) Ausgestaltung der Praxisanleiter-Weiterbildung unterliegt, wie erläutert, landesrechtlichen Vorgaben, die jedoch sehr variabel gestaltet sind. Für das Land Nordrhein-Westfalen beispielsweise gibt es bis zum jetzigen Zeitpunkt keine bindende Weiterbildungsverordnung für den Bereich Praxisanleitung[57]. In die aktuelle Weiterbildungs- und Prüfungsverordnung[58] fand die Praxisanleiter-Weiterbildung keinen Eingang. Auf der Ebene einer Verwaltungsanordnung ist für Nordrhein-Westfalen an dieser Stelle der sogenannte „Praxisanleiter-Erlass" des Ministeriums für Arbeit, Gesundheit und Soziales (MGSFF) zu erwähnen. Dieser, von M. OETZEL-KLÖCKER[59] angeordnete Erlass vom März 2004 dient zur Auslegung der bundesgesetzlichen Regelungen in Hinblick auf die Gegebenheiten des Landes Nordrhein-Westfalen und beinhaltet u.a. Angaben zu Zielen, didaktischen Prinzipien, Struktur, Inhalten und Leistungsnachweisen der Praxisanleiter-Weiterbildung. Die Situation in anderen Bundesländern ist unterschiedlich: In Niedersachsen gibt, ähnlich wie in Nordrhein-Westfalen, eine Verwaltungsvorschrift (des Kultusministeriums) der Praxisanleiter-Weiterbildung einen groben Rahmen[60]. In Rheinland-Pfalz oder in Sachsen hingegen regeln Durchführungsverordnungen mit Gesetzescharakter bzw. Landesgesetze die Weiterbildung inklusive Inhalten und Prüfungsvorgaben[61].

---

[56] vgl. Deutscher Bildungsrat für Pflegeberufe: Vernetzung von theoretischer und praktischer Pflegeausbildung, 2004, S.12f
[57] Hingegen existiert für den Bereich Altenpflege seit 2006 ein verbindlicher „Standard zur berufspädagogischen Weiterbildung" welcher von der „NRW Arbeitsgruppe Bundesgesetz Altenpflege" im Auftrag des Ministerium für Arbeit, Gesundheit und Soziales (MAGS) NRW erstellt und implementiert wurde.
[58] Weiterbildungs- und Prüfungsverordnung für Pflegeberufe (WBVO) vom 15.12.2009 (GV. NRW. S. 904)
[59] Leiterin des Referates III 7 Pflege - Nichtärztliche Heilberufe im MGSFF - NRW
[60] „Qualifikation der Praxisanleiterinnen und Praxisanleiter nach dem Altenpflegegesetz und dem Krankenpflegegesetz" – RdErl. d. MK v. 20.4.2005
[61] vgl. RLP: Landesverordnung zur Durchführung des Landesgesetzes über die Weiterbildung in den Gesundheitsfachberufen (GFBWBGDVO) mit Änderung vom 07.07.2009 (GVBl. S. 265); Sachsen: Verordnung des Sächsischen Staatsministerium für Soziales über die Weiterbildung in den Gesundheitsfachberufen (Weiterbildungsverordnung Gesundheitsfachberufe - SächsGfbWBVO) vom 22. Mai 2007

So heterogen die Weiterbildungen in den einzelnen Bundesländern geregelt sind, so vielschichtig und unterschiedlich sind auch die Inhalte der jeweiligen Weiterbildungslehrgänge.

Nach Durchsicht verschiedener Gesetze, Verordnungen und Erlasse können folgende Themenbereiche in den Weiterbildungen als fester Bestandteil angesehen werden:

- Sozialwissenschaften mit den Fachrichtungen
    - Ethik / Anthropologie
    - Pädagogik / Didaktik
    - Psychologie
    - Soziologie
    - Kommunikation
- Gesundheits- und Pflegewissenschaften
- Rechtslehre mit Schwerpunkt auf
    - Arbeitsrecht
    - Zivil- und Strafrecht
    - Sozialrecht
    - Berufsgesetze

In Anlehnung an das fächerintegrative Ausbildungssystem der Gesundheits- und Kranken- / Kinderkrankenpflege sind auch die Praxisanleiterweiterbildungslehrgänge in aller Regel modular und fächerintegrativ aufgebaut. Zur Ausbildung der entsprechenden Handlungskompetenz der Praxisanleiter legen die Weiterbildungen ihren Schwerpunkt insbesondere auf die Vermittlung bzw. den Ausbau von sozialkommunikativen, methodischen und personalen Kompetenzen.

Die Weiterbildung umfasst zumeist einen großen theoretischen Teil und einen deutlich kleineren praktischen Teil. Auch hier gibt es in den Vorgaben offensichtliche Verschiedenheiten. Der NRW-Erlass sieht 160h theoretische Weiterbildung in Form von Präsenzunterricht und 40h praktische Weiterbildung vor. Dagegen sieht die sächsische Durchführungsverordnung beispielsweise 184h theoretischen und praktischen Unterricht vor. Darüber hinaus sind dort 16h Hospitation (je 8h im Unterricht einer Gesundheitsberufsfachschule und bei einem berufserfahrenen Praxisanleiter) vorgeschrieben.

Auch die Anforderungen an die Abschlussprüfung sowie die Zusammensetzung der jeweiligen Prüfungsgremien variieren von Bundesland zu Bundesland.

Dem quantitativen Bedarf an Praxisanleiter-Qualifizierung[62] entsprechenden gibt es bundesweit zahlreiche Weiterbildungsstätten. Die Kurse werden entweder direkt an Krankenpflegeschulen oder an anderen Bildungsinstituten angeboten.

In diesem Kapitel wurden die strukturellen und inhaltlichen Vorgaben zur Praxisanleiter-Weiterbildung aufgezeigt.

Es konnte herausgearbeitet werden, dass es aufgrund der föderalistischen Zuständigkeit der Bundesländer weder eine einheitliche Verordnung zur Durchführung der Praxisanleiter-Weiterbildung gibt, noch einheitlich vorgeschriebene Inhalte. Allerdings lassen sich insbesondere hinsichtlich der Inhalte deutliche Überschneidungen zwischen den verschiedenen Landesverordnungen feststellen.

In den bisherigen Ausführungen (ab Kapitel 7.0) wurden die normativen und formalen Ansprüche an die Funktion Praxisanleiter dargestellt, die „Soll-Situation" beschrieben. Dabei konnte herausgestellt werden, dass der Praxisanleiter primär für die praktische Ausbildung von Schülern in der Pflegeausbildung zuständig ist und auch die Praxisanleiter-Weiterbildung dieses Aufgabengebiet fokussiert. Weitere Aufgaben, zum Beispiel im Zusammenhang mit Einarbeitung / Anleitung neuer Mitarbeiter oder Weiterbildungsteilnehmer bieten sich zwar aufgrund der pädagogischen und fachlichen Kompetenz des Praxisanleiters an, sind aber nicht hinreichend

---

[62] Der Gesetzgeber hatte bis 2009 eine Übergangsfrist zur Nachqualifizierung von Praxisanleitern eingeräumt, die bisher nur eine berufspädagogische Weiterbildung mit weniger als der geforderten 200h nachweisen konnten. Laut Ergebnissen der PABiS – Studie verfügten 2005 etwa die Hälfte aller Praxisanleiter in den Krankenhäusern der vorgeschriebenen Qualifikationsanforderungen. Entsprechend hoch ist die Zahl der Nachqualifizierungen. (vgl. Robert-Bosch-Stiftung: Pflegeausbildung im Umbruch - Zusammenfassung der Ergebnisse der Pflegeausbildungsstudie Deutschland (PABiS), 2006, S.8; gefunden auf: *http://www.bosch-stiftung.de/content/language1/html/488.asp*; (3.2.2010, 13.20h) Zusätzlich ist die natürliche Fluktuation im Pflegeberuf zu bedenken. Allein daher ergibt sich schon ein kontinuierlicher Bedarf an Weiterbildungsplätzen.

normativ begründet. Es ist anzunehmen, dass diese fehlende Klarheit bezüglich des Aufgabengebietes im Arbeitsalltag zu Schwierigkeiten führen kann. In Hinblick auf das Thema dieser Studie wird daher im Folgenden der Blick auf die Arbeitswirklichkeit der Praxisanleiter und somit auf die „Ist-Situation" gelenkt, um dem Leser den Nachvollzug des Alltagserlebens von Praxisanleitern zu ermöglichen.

## 10.0 Die Arbeitswirklichkeit von Praxisanleitern

Nach Darstellung der theoretischen Ansprüche an die Funktion des Praxisanleiters rückt in den folgenden Kapiteln der reale Arbeitsalltag der Praxisanleiter in den Mittelpunkt. Ausgewiesene und mutmaßliche Konfliktfelder und Belastungsmomente, die mit der „Soll-Situation" nicht immer konform gehen, werden herausgearbeitet.

In der späteren empirischen Erhebung werden Praxisanleiter dann zu ihrem persönlichen Alltagserleben - insbesondere hinsichtlich der im Folgenden erörterten Konfliktfelder - befragt. Auf diese Weise findet am Ende ein Abgleich zwischen den hier theoriegeleiteten Annahmen und den subjektiven Empfindungen der Praxisanleiter statt.

### *10.1 Praxisanleitung im Spannungsfeld zwischen arbeiten und lernen*

Eine grundsätzliche Schwierigkeit der Praxisanleiter besteht darin, Ausbildungsinhalte unter realen Bedingungen an unterschiedlichen Lernorten der Praxis zu vermitteln und Schüler dabei unter realen Praxisbedingungen anzuleiten. Praxisausbildung ist also immer Arbeitsprozess und Unterricht zugleich[63]. MAMEROW sieht in dieser „*Gleichzeitigkeit der umfassenden Betreuung von Pflegebedürftigen und des Erwerbs von Kompetenzen für diese Betreuung*"[64] eine Grenze der Praxisausbildung.

Diese Gleichzeitigkeit birgt potentielle Probleme und Herausforderungen in sich:

---

[63] vgl. R. Mamerow: Praxisanleitung in der Pflege, 2006, S. 47
[64] ebd. S. 47

Praxissituationen in der Pflege lassen sich nur sehr bedingt simulieren. Die praktische Ausbildung muss im Arbeitsprozess erfolgen und lässt sich nicht, wie in anderen Ausbildungsberufen, davon abkoppeln. Entgegen der Einübung bestimmter Fertigungsschritte in einem handwerklichen Beruf lässt sich in der Pflegeausbildung die Begleitung eines sterbenden Menschen beispielsweise nicht in Teilschritten einüben. Der Praxisanleiter ist also gefordert, Ausbildungssituationen für Schüler bei gleichzeitig wechselnden, individuellen Pflegesituationen von pflegebedürftigen Personen auf hohem Niveau zu realisieren. Diese Gleichzeitigkeit kann ein Spannungsfeld sein. Der Praxisanleiter läuft Gefahr, möglicherweise einer von beiden Anforderungen - Anleitung oder Patientenversorgung - nicht vollumfänglich gerecht zu werden.

Pflege ist Beziehungsarbeit. Diese Beziehungsarbeit ist charakterisierbar als sehr individuell verschieden und nicht gleichbleibend. Nur ein gewisser Teil der Tätigkeiten einer Pflegekraft sind Routinehandlungen. Bei vielen Handlungen muss sie, der Bedürfnislage des Pflegeempfängers entsprechend, sogar von allgemeinen Standards und Verfahrensvorgaben abweichen. Dies stellt gerade für die praktische Ausbildung eine nicht unwesentliche Schwierigkeit dar, muss die Divergenz zwischen theoretisch Richtigem und im konkreten Fall Angemessenem doch mit dem Schüler hinreichend thematisiert, analysiert und reflektiert werden.

Eine große Herausforderung für die Anleiter-Tätigkeit ist auch die Tatsache, dass der Pflegealltag von unvorhersehbaren Situationen wie einer akut veränderten Bedürfnislage des Patienten oder dringenden stationsorganisatorischen Abweichungen gekennzeichnet ist.
In der Folge muss, trotz Planung des Pflegeprozesses, auf solche Situationen häufig spontan reagiert werden. Diese Spontanität tangiert den Anleitungsprozess ebenfalls, da sie doch vom Anleiter selbst, aber auch vom Schüler, ein hohes Maß an Flexibilität und Einfühlungsvermögen erfordert[65].

---

[65] vgl. R. Mamerow: Praxisanleitung in der Pflege, 2006, S. 47

Festzuhalten ist, dass praktische Ausbildung im Arbeitsprozess den Praxisanleiter in mehrerer Hinsicht fordert. Er muss fortwährend zwischen individueller Patientenversorgung und Gestaltung praktischer Ausbildungssequenzen austarieren. Diese Situation ist ein Spannungsfeld, das zu Belastungen im Arbeitsalltag führen kann.

## *10.2 Praxisanleitung im systemischen Verständnis*

Um das Anleitungsgeschehen im Krankenhaus in seinen unterschiedlichen Dimensionen und folglich auch Problematiken besser verstehen zu können, ist es hilfreich, sich die Strukturen mittels eines theoretischen Konstrukts zu verdeutlichen. Hier bietet es sich an, den von HUNDENBORN / KREIENBAUM 1994 entwickelten systemischen Ansatz mit seinen konstitutiven Elementen einer Pflegesituation auf das Anleitungsgeschehen zu transferieren. Der systemische Ansatz von HUNDENBORN / KREIENBAUM basiert auf dem Situationsverständnis des Symbolischen Interaktionismus[66], wonach eine Gesamtsituation immer aus objektiven und subjektiven Anteilen besteht, die jeweils in die Situationsdefinition einfließen[67].

---

[66] Symbolischer Interaktionismus = Soziologische Schule, die das Bewusstsein und Verhalten eines Menschen aus einem sozialen Prozess heraus erklärt. Durch den Tausch von Sinnbildern (Symbolen) im wechselseitigen Handeln (Interaktion) wird Wirklichkeit konstruiert. - K. Stanjek (Hrsg.): Sozialwissenschaften, 2009, S. 110
[67] vgl. G. Hundenborn: Fallorientierte Didaktik in der Pflege - Grundlagen und Beispiele für die Ausbildung und Prüfung, 2007, S. 43

Die von HUNDENBORN / KREIENBAUM beschriebenen fünf Elemente die eine Pflegesituation begründen, sind:

- der Pflegeanlass;
- das Erleben und Verarbeiten;
- die Interaktionsstrukturen;
- die Institution und
- der Pflegeprozess.

Übertragen auf die Anleitungssituation ist der erste Punkt, der Pflegeanlass, zunächst einmal mit Anleitungsanlass - also dem Erfordernis, das Anleitungshandeln notwendig macht - zu ersetzen. Der Punkt Pflegeprozess als phasiger Regelkreis (Einschätzung der Situation - Planung - Durchführung und Evaluation) ist auch auf das Anleitungsgeschehen übertragbar. Anleitung soll gezielt und geplant, den Bedürfnissen der Schülers entsprechend stattfinden. Somit bietet sich das Regelkreismodel als Strukturierungshilfe an.

Für die Verdeutlichung von problematischen Aspekten des Anleiter-Alltags sind die Punkte Interaktionsstrukturen und Institution allerdings von besonderer Bedeutung. Daher werden diese zwei Perspektiven im Folgenden eingehender dargestellt während die anderen Punkte nur kurz abgehandelt werden.

### 10.2.1 Anleitungsanlass sowie Erleben und Verarbeiten als Elemente einer Anleitungssituation

Anleitungsbedarf generiert sich zum einen aus der gesetzlichen Verpflichtung zur Anleitung[68]. Zum anderen ergibt sich der Anleitungs-bedarf ganz praktisch aus den noch geringen Handlungskompetenzen eines Schülers, die im Verlauf der Ausbildung mit Hilfe von Anleitungen gefördert werden sollen.

Dem objektiven Anleitungsanlass steht, dem systemischen Ansatz folgend, auf subjektiver Ebene das Erleben und Verarbeiten gegenüber. Hierbei spielen die subjektiven Deutungen, der Prozess des Erlebens und die immanenten Zuschreibungen und Deutungen im Anleitungsgeschehen

---

[68] vgl.: § 4 Absatz 5 KrPfG

- jeweils auf Seiten des Anleitenden und des Angeleiteten - eine zentrale Rolle. Da diese Prozesse sehr individuell empfunden werden lassen sich hieraus keine allgemeinen Aussagen über die Alltagswirklichkeit des Praxisanleiters ableiten.

## 10.2.2 Interaktionsstrukturen als Elemente einer Anleitungssituation

Der Punkt Interaktionsstrukturen dagegen bedarf im Zusammenhang mit Schwierigkeiten im Anleitungsalltag einer differenzierteren Betrachtung: Zunächst einmal ist die schlichte Aussage zu treffen, dass für den Praxisanleiter mit der Übernahme seiner Anleiter-Tätigkeit kein neues Leben beginnt: Er bleibt Teil seines Systems bzw. wird Teil weiterer Systeme[69]. Der auf einer Station tätige Praxisanleiter bleibt Teil seines Stationssystems, zusätzlich wird er Teil des Schulsystems, in dem er für die praktische Ausbildung auf seiner Station Verantwortung übernimmt. Da er in diesen beiden Systemen mit verschiedenen Menschen in Interaktion tritt, die teilweise konträre Forderungen an ihn stellen, ergeben sich zwangsläufig auch Rollen- und Zielkonflikte[70], die sein Alltagserleben beeinflussen.

---

[69] Der Systembegriff meint hier ein einheitliches Ganzes, dessen Elemente miteinander in wechselseitigen Beziehungen stehen, wobei jede Veränderung eines Elements auf andere Elemente im System wirkt. Differenziert ist der Begriff Soziales System zu betrachten. Hierunter sind handelnde Personen, Gruppen oder Organisationen zu verstehen, die ebenfalls zusammen ein Ganzes bilden. (vgl. H. Grau, Einführung in die Soziologie, 1980, S. 17f)
[70] vgl. S. Denzel: Praxisanleitung für Pflegeberufe, 2007, S. 12f

Die wichtigsten Interaktionspartner des Praxisanleiters werden in folgender Abbildung verdeutlicht:

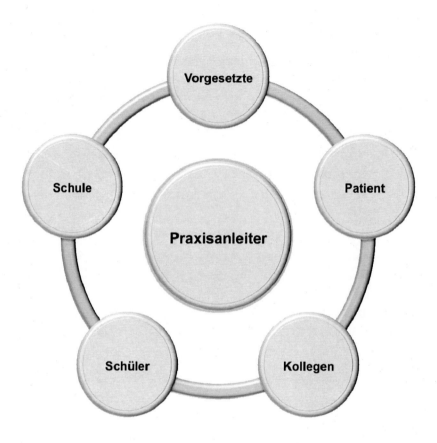

**Abb. 1:** Interaktionspartner des Praxisanleiters

In den folgenden Abschnitten werden die aus der Zusammenarbeit resultierenden Erwartungen an den Praxisanleiter sowie mögliche Spannungsfelder näher beschrieben. Diese Erwartungen und möglichen Spannungsfelder beeinflussen mutmaßlich das Alltagserleben des Praxisanleiters. In der ausstehenden Untersuchung werden diese Interaktionsstrukturen hinterfragt, so dass eine theoretische Auseinandersetzung im Vorfeld geboten ist.

### 10.2.2.1 Erwartungen des Schülers an den Praxisanleiter

Die wohl wesentlichste Interaktionslinie im Anleitungsprozess ist die zwischen Praxisanleiter und Schüler[71]. Sie ist faktisch das konstituierende Element im Anleitungsgeschehen. Alle ausbildungsrelevanten Aufgaben des Praxisanleiters haben schlussendlich zum Ziel, die Schüler schrittweise zur eigenständigen Wahrnehmung ihrer beruflichen Aufgaben zu befähigen. Erwartungen, die Schüler an eine Station und somit auch an den Praxisanleiter richten, sind neben dem Wunsch, Neues zu lernen und theoretisch Gelerntes in die Praxis umzusetzen, nach DENZEL auch Wünsche dahingehend,

> „möglichst schnell in das bestehende Team aufgenommen zu werden, ein gutes Arbeitsklima anzutreffen und nicht nur zur Belastung, sondern möglichst bald auch zur Entlastung wenigstens in Teilbereichen"[72]

beitragen zu können.

Hier ist es Aufgabe der Praxisanleiter, diese Wünsche soweit möglich umzusetzen bzw. entsprechende Bedingungen dafür zu schaffen. Weitere Erwartungen der Schüler an den Praxisanleiter sind laut MAMEROW:

- Zeit, Verständnis und Geduld beim Praxisanleiter, keine Über- und Unterforderung;
- dieselben Dienstzeiten für Praxisanleiter und Schüler;
- klare Vorgaben, eindeutige Informationen und systematische Anleitungen;
- Unterstützung in besonders belastenden Situationen sowie Beratung in sozialen Fragen;
- konstruktive Rückmeldung, Anerkennung, Ermunterung und eine objektive Beurteilung[73].

---

[71] Schüler ist hier im Sinne von Lernenden allgemein zu verstehen und umfasst entsprechend auch neue Mitarbeiter, Weiterbildungsteilnehmer oder Praktikanten, die im konkreten Fall mit dem Praxisanleiter zusammenarbeiten.
[72] S. Denzel: Praxisanleitung für Pflegeberufe, 2007, S.15
[73] vgl. R. Mamerow: Praxisanleitung in der Pflege, 2006, S.14

Insbesondere die persönliche, kollegiale Begleitung in und nach belastenden Pflegesituationen ist eine wichtige, gleichzeitig anstrengende Aufgabe des Praxisanleiters, die neben seinem Fachwissen auch seine personale und soziale Kompetenz in höchstem Maße fordert.

Schüler formulieren unterschiedliche Erwartungen und Ansprüche an den Praxisanleiter. Auch aus der Interaktion zwischen Schüler und Praxisanleiter entstehen verschiedene Ansprüche. Folglich ist anzunehmen, dass diese Erwartungen und Ansprüche bedeutsam für das Alltagserleben von Praxisanleitern sind.

### *10.2.2.2 Erwartungen des Patienten an den Praxisanleiter*
Laut Ergebnissen der PABiS Studie verfügen rund 61% der Krankenhäuser nicht über hauptamtliche Praxisanleiter[74]; der allergrößte Teil der Praxisanleiter ist somit auf den Stationen vollumfänglich in die Patientenversorgung eingebunden und muss die An- und Begleitung der Schüler in seinen Arbeitsalltag integrieren. Die Bedürfnisse der Patienten müssen denen der Schülerbegleitung vorangestellt werden – dieser Grundsatz bedarf allein aus ethischer Betrachtung keiner Diskussion. Dennoch birgt er potentiell einen Belastungsfaktor für den Praxisanleiter, da dieser sich Patient und Schüler gleichermaßen verpflichtet fühlt. Eine solche Situation verschärft sich vor allem in Zeiten hohen Arbeitsaufkommens. Es ist vorstellbar, dass die berechtigten Bedürfnisse der Patienten während der gesamten Dienstzeit im Vordergrund stehen und eventuell geplante Anleitungssequenzen (insbesondere Vor- oder Nachgespräche) entsprechend eingeschränkt oder vollständig aufgehoben werden (müssen).

Inwiefern diese möglicherweise konträr laufenden Anforderungen an den Praxisanleiter eine Belastung darstellen finden sich in der Literatur nicht. Das diese Situation jedoch das Alltagserleben des Praxisanleiters negativ beeinflusst ist leicht vorstellbar.

---

[74] vgl. K. Blum; P. Schilz: Praxisanleitung im Krankenhaus; Pflegezeitschrift, 8/2006, S. 511

Einleuchtend erscheint ebenso, dass Patienten Behandlungen durch Schüler und Praxisanleiter gern tolerieren, soweit Kontinuität und Sorgfalt bei der Pflege sowie Verständnis, Einfühlsamkeit und Taktgefühl die Situation kennzeichnen und der Patient das Gefühl erlebt, in besonderem Maße versorgt zu werden. Wenn Bedürfnisse der Patienten jedoch nicht im subjektiv angemessenen Umfang erfüllt werden, so ist vorstellbar, dass die Toleranz von Patienten gegenüber der praktischen Ausbildungstätigkeit, und somit gegenüber dem Handeln des Praxisanleiters (und Schülers) deutlich abnimmt. Die Einforderung seiner Wünsche und Bedürfnisse kann nach Ansicht der Autorin durchaus eine Belastung für den Praxisanleiter darstellen. Aussagen dazu finden sich in der Literatur ebenfalls nicht.

Die Interaktion zwischen Praxisanleiter und Patient kann somit in Teilen aufgrund der dargestellten Positionen als spannungsgeladen und belastend beschrieben werden.

### 10.2.2.3 Erwartungen der Kollegen an den Praxisanleiter
Praxisanleiter, die für ihre Tätigkeit nicht vollumfänglich freigestellt sind, sondern ihre pädagogischen Aufgaben als Teil des Stationsteams erledigen, bleiben Mitglied ihres Stationssystems. Diese Doppelrolle kann zu Problemen und Konflikten führen.

Primär ist es das Ziel des Pflegeteams, die Fülle der patientenbezogenen und organisatorischen Alltagsaufgaben in der jeweiligen Schicht zum Wohle der Patienten zu erledigen. In seiner Rolle als Stationsmitarbeiter ist es die Aufgabe des Praxisanleiters, die anfallenden Tätigkeiten entsprechend sorgfältig und zeitnah zu bearbeiten. Gerade in Zeiten hohen und insgesamt weiter steigenden Arbeitsaufkommens, wie es allgemein in den bundesdeutschen Kliniken zu verzeichnen ist und unter 6.0 beschrieben wurde, erwarten die Teammitglieder voneinander ein zügiges, effizientes Abarbeiten der anfallenden Aufgaben. Ablauf-organisatorische Belange haben dabei nicht selten Vorrang vor ganzheitlicher Patientenversorgung. Die Teammitglieder schätzen grundsätzlich eine professionelle Praxisanleitung als wichtig und richtig ein; vor allem angesichts des reduzierten Umfangs praktischer Stunden in der Gesundheits- und Krankenpflegeausbildung sowie der allgemein hohen Fluktuationsrate und somit hohen Anzahl neu einzuarbeitender Kollegen. Trotzdem treffen Praxisanleiter nicht immer auf das wünschenswerte Verständnis. Zwar ist den Pflegenden auf der Station ein im praktischen Handeln gut ausgebildeter Schüler oder gut eingearbeiteter neuer Mitarbeiter wichtig, dennoch scheint aus Sicht der Mitarbeiter diese Zeit im Arbeitsalltag nicht gegeben. Bei der Tagung zur Zukunft der Praxisanleitung in Rheinland-Pfalz im November 2009 wurden die Rollenkonflikte und die fehlende Akzeptanz der Kollegen, wenn die Praxisanleiter auf der Station ein Zeitkontingent für die Anleitung der Schüler beanspruchten, als großes Problem beklagt[75].

Auch GÖTTEN weist auf dieses Problem hin, indem er schreibt:

> „Trotzdem ist es manchmal schwierig, Verständnis und Unterstützung zu erhalten, wenn im betriebsamen Stationsalltag WBT (=Weiterbildungsteilnehmer - CK) und Praxisanleiter gemeinsam ´in aller Ruhe` einen Patienten zu Anleitungszwecken versorgen."[76]

Neben dieser Problematik, gibt es ein weiteres Konfliktfeld, welches im Miteinander zwischen Team und Praxisanleiter zuweilen auftritt: Wenngleich die Anleitung und Begleitung von Lernenden eine teilweise anstrengende und Geduld erfordernde Aufgabe ist, so ziehen sich Pflegende, die nicht als Praxisanleiter tätig sind, vielfach auf ihre primären Aufgaben in der Patientenversorgung zurück und fühlen sich nicht für Anleitungs- und Einarbeitungsaufgaben zuständig. Die in Kapitel 6.0 beschriebenen gestiegenen Arbeitsanforderungen mögen dieses Phänomen begünstigen. Der Praxisanleiter steht aufgrund des Rückzugs der Kollegen folglich mit seinen umfangreichen Aufgaben alleine da. Hier wäre es wünschenswert, wenn das Pflegeteam sich als „Co-Anleiter" im pädagogischen Umfeld des Lernenden sähe, sich mit Anleitung als gemeinsamer Aufgabe identifizierte und so den Anleiter bei der Erfüllung seiner Aufgaben entlastete. QUERNHEIM macht in dem Zusammenhang darauf aufmerksam, dass jedes Teammitglied zur Anleitung verpflichtet ist und der Praxisanleiter

---

[75] vgl. Ministerium für Arbeit, Soziales, Gesundheit, Familie und Frauen (MASGFF) Rheinland-Pfalz: Tagung „Zukunft der Praxisanleitung in der Gesundheits- und Krankenpflege bzw. Gesundheits- und Kinderkrankenpflege in Rheinland-Pfalz" am 26.11.2009, gefunden auf:
http://www.menschen-pflegen.de/enid/7867465aadd1f2a96005e0288495400b,0/Aus-_und_Weiterbildung/Praxisanleitung_mp.html (25.2.2010, 18.34h)
[76] E. Götten: Zwischen Anspruch und Realität - auf dem Weg zu einer professionellen Praxisanleitung auf Intensivstationen, Die Schwester Der Pfleger, 2005, S. 369

primär als „Manager" für den Lernenden, aber nicht als einzig Zuständiger für Anleitung fungieren sollte.[77]

An dieser Stelle ist auch auf die Ausführungen in Kapitel 8.0 zu verweisen.

### 10.2.2.4 Erwartungen der Schule an den Praxisanleiter

Die Schule sowie die dort tätigen Lehrer sind weitere Akteure, mit denen der Praxisanleiter in seinem Alltags- und Anleitungsgeschehen interagiert. Im Gegensatz zu den teilweise divergierenden Erwartungen innerhalb des Pflegeteams ist die Zusammenarbeit zwischen Praxisanleiter und Schule zumeist von Harmonie und geringen gegenseitigen Anforderungen geprägt. Zu den wichtigsten Erwartungen, die die Schule an den Praxisanleiter stellt, gehören

- die Unterstützung beim Kennenlernen der Alltagspraxis in der Einrichtung / auf der Station;
- eine angemessene Begleitung des Schülers so dass er theoretisch erworbenes Wissen umsetzen und somit Pflegehandlungen einüben kann;
- eine neutrale, gerechte Leistungsbeurteilung des Schülers und
- ein gemeinsames Vorgehen in Prüfungssituationen sowie in außergewöhnlichen, problemhaften Schüler - Situationen (grobe Fehlleistung, unentschuldigtes Fehlen).[78]

Die Kooperation zwischen Schule und Praxisanleiter ist sicher wesentlich, jedoch tangiert sie den auf der Station tätigen Praxisanleiter in seinem Arbeitsalltag nur in geringerem Maße. Das Konfliktpotential bzw. der Erwartungsdruck sind für den Praxisanleiter folglich gering und somit darf die Zusammenarbeit mit der Schule vermutlich als nicht besonders belastend oder problematisch angesehen werden.

---

[77] vgl. G. Quernheim: Spielend anleiten und beraten, 2009, S.79
[78] vgl. S. Denzel: Praxisanleitung für Pflegeberufe, 2007, S.15

**10.2.2.5 Erwartungen der Vorgesetzten an den Praxisanleiter**
Unter Vorgesetzten ist in diesem Abschnitt zunächst die Stations- oder Teamleitung zu verstehen. Zwar vertritt die Stationsleitung als Führungsperson gleichfalls die Interessen höherer Leitungsinstanzen (Abteilungsleitung / Pflegedirektion / Geschäftsführung), deren Ziele und Absichten hinsichtlich Praxisanleitung werden in dieser Arbeit jedoch unter der Rubrik Institution erfasst.

Stationsleitungen befinden sich beim Thema Praxisanleitung häufig in einer Art „Zwickmühle". In der Regel sind sie bestrebt, professionelle Pflege und Praxisanleitung gleichermaßen zu fördern. Allein bei der Absicht, Praxisanleiter und Schüler in einer Schicht zu planen, stoßen sie jedoch bei personellen Engpässen bereits schnell an ihre planerischen und organisatorischen Grenzen[79]. Wenngleich Stationsleitungen in der Regel Ausbildung als wichtigen Part erachten, so stehen doch die Aufrechterhaltung der Stationsroutine sowie die zügige Einarbeitung neuer Mitarbeiter für sie vor der Begleitung und Anleitung von Schülern. Sie erwarten von Praxisanleitern, dass diese einerseits Aufgaben im Zusammenhang mit Schülerbegleitung ohne größere Einschränkungen des Alltagsgeschehens absolvieren und andererseits neue Mitarbeiter so einarbeiten, dass diese nach einer kurzen Einarbeitungszeit alle anfallenden Tätigkeiten auf der Station übernehmen können. MAMEROW formuliert in diesem Zusammenhang auch die berechtigte Kritik, dass aufgrund der angespannten Personalsituation, Ausbildungserfordernisse weitestgehend betrieblichen Belangen untergeordnet werden.[80] Für den Praxisanleiter ergeben sich daraus im Arbeitsalltag Schwierigkeiten und Zielkonflikte: Die persönlichen Ansprüche an seine Aufgaben sind oft mit den Vorstellungen der Stationsleitung nicht kompatibel.

Mit Blick auf eine angestrebte hohe pflegerische Qualität und dem Wissen über die Kompetenz des entsprechenden Mitarbeiters tragen Stationsleitungen häufig auch weitere Aufgaben an die Praxisanleiter heran mit der Erwartung, dass dieser diese Aufgaben gut zu lösen vermag, wenngleich

---

[79] vgl. E. Götten: Zwischen Anspruch und Wirklichkeit, Die Schwester Der Pfleger, 2005, S. 369
[80] vgl. R. Mamerow: Praxisanleitung in der Pflege, 2006, S. 46

es dafür keinen normativen Auftrag gibt. So werden die Erstellung von Standards und Einarbeitungskatalogen, die Einführung neuer Pflegetechniken, die Organisation stationsinterner Weiterbildungen oder die Durchführung und Leitung von Projekten nicht selten an den Praxisanleiter delegiert. Inwiefern dieses Problem des „Zuschiebens" weiterer Aufgaben in besonderem Maße ein Problem in Funktionsabteilungen wie bspw. Intensivstationen darstellt, lässt sich aus der Literatur nicht klar erschließen. Jedoch kommen Berichte dahingehend zumeist von solchen Sonderstationen.[81]

Es ist festzuhalten, dass Stationsleitungen oft mit einer Fülle von Erwartungen an den Praxisanleiter herantreten. Wenngleich ihr oberstes Ziel die Aufrechterhaltung des Stationsablaufs ist (und von Amts wegen auch sein sollte), so ist anzunehmen, dass ihnen der Wert der Praxisanleitung gleichwohl bewusst ist. Praxisanleiter dürfen daher von ihren Vorgesetzen grundsätzlich eine Anerkennung ihrer Aufgabe erwarten. Inwiefern diese Anerkennung sich auch in konkreten Unterstützungsangeboten (z.B. eine Dienstplangestaltung, die eine angemessene Anleitung und Begleitung ermöglicht) niederschlägt ist individuell verschieden. Hier soll den Ausführungen in Kapitel 17.0 nicht vorgegriffen werden.

### 10.2.3 Die Institution als Element einer Anleitungssituation
Nachdem unter 10.2.2 Interaktionsstrukturen als Elemente einer Anleitungssituation analysiert und die unterschiedlichen Erwartungen der Interaktionspartner an den Praxisanleiter herausgestellt wurden, wird nun auf die Institution als Element einer Anleitungssituation eingegangen.

Analog zu den Aussagen HUNDENBORNs / KREIENBAUMs, übertragen auf die Praxisanleitung, ist festzustellen, dass Praxisanleitung nie unabhängig vom institutionellen Kontext betrachtet werden kann. Mit ihren Zielsetzungen und Prioritäten, mit ihren Aufgabenschwerpunkten und ihren Rahmenbedingungen bestimmt die Institution die Handlungsalternativen in einer Anleitungssituation entscheidend mit.[82]

---

[81] z.B.: E. Götten, 2005,
[82] vgl. G. Hundenborn: Fallorientierte Didaktik in der Pflege, 2007, S. 48

Das diese Rahmenbedingungen die Praxisanleiter in ihrem Handeln in entscheidendem Maße beeinflussen und häufig sogar hemmen, wird in zahlreichen Veröffentlichungen angeprangert. In den folgenden Abschnitten werden die institutionell–strukturellen Gegebenheiten - Problemfelder genannt - aufgezeigt, die insbesondere belastende Auswirkungen auf den Anleiter und seinen Arbeitsalltag haben.

### *10.2.3.1 Problemfeld Freistellung*

Ein sehr zentrales Manko ist die fehlende Freistellung der Praxisanleitern für ihre Tätigkeit.

GÖTTEN trifft die Aussage, dass die fehlende Freistellung in den meisten Krankenhäusern ein wesentlicher Aspekt ist, der eine geplante Praxisanleitung außerordentlich erschwert.[83] Auch auf der Praxisanleiter-Tagung des Rheinland-Pfälzischen Gesundheitsministeriums 2009 wurde deutlich gemacht, dass es bei der Freistellung der Praxisanleiter für die Praxisanleitung vom „normalen" Schichtdienst zu Problemen in der Praxis komme.[84]

Die fehlende bzw. unzureichende Freistellung ist somit ein institutionell-struktureller Faktor, der den Praxisanleiter-Alltag maßgeblich und negativ beeinflusst.

---

[83] vgl. E. Götten: Zwischen Anspruch und Wirklichkeit, Die Schwester Der Pfleger, 2005, S. 369
[84] vgl. Ministerium für Arbeit, Soziales, Gesundheit, Familie und Frauen (MASGFF) Rheinland-Pfalz: Tagung „Zukunft der Praxisanleitung in der Gesundheits- und Krankenpflege bzw. Gesundheits- und Kinderkrankenpflege in Rheinland-Pfalz" am 26.11.2009, gefunden auf:
http://www.menschen-pflegen.de/enid/7867465aadd1f2a96005e0288495400b,0/Aus-_und_Weiterbildung/Praxisanleitung_mp.html (25.2.2010, 18.34h)

### 10.2.3.2 Problemfeld Stellenbeschreibung

Mit der fehlenden Freistellung eng verbunden ist das Fehlen von flächendeckenden Stellenbeschreibungen. Wenngleich vielfach dafür geworben wird[85], sind klare Stellenbeschreibungen insbesondere für nicht-freigestellte Praxisanleiter die im Stationsgefüge tätig sind noch selten; entsprechend unklar sind zumeist Aufgabenverteilung oder Umfang. Auch hieraus ergeben sich für den Arbeitsalltag des Praxisanleiters Probleme und Unstimmigkeiten, die zu einer Belastung für ihn sowie zu einer qualitativ schlechteren Schülerbegleitung führen.

### 10.2.3.3 Problemfeld Leistungsverdichtung

Die allgemeine Leistungsverdichtung in den Kliniken (siehe Ausführungen Kapitel 6.0) scheint die professionelle Praxisanleitung ebenfalls zu erschweren und somit eine Belastung für den Praxisanleiter darzustellen. So erläutert BRÜHE in einem Aufsatz 2006, dass die Praxisanleitung vor der Schwierigkeit steht,

> „Schülerinnen trotz verdichteter und komplexer gewordenen Arbeitsprozessen systematisch in der Pflegeausbildung zu begleiten sowie gezielte Lernangebote zu organisieren und anzubieten"[86].

Gerade in Hinblick auf das gestiegene Arbeitsaufkommen in den Krankenhäusern wird die Belastung des Praxisanleiters in besonderem Maße deutlich:

In seiner Doppelrolle als Pflegender und Ausbilder erlebt der Praxisanleiter zum einen die gestiegenen Anforderungen im Rahmen der Patientenversorgung bei gleich- bzw. geringer werdendem Personalschlüssel. Zum andern spürt er seit Umsetzung des aktuellen Krankenpflegegesetzes einen Anstieg berufspädagogischer Aufgaben wie bspw. einen erhöhten Betreuungsaufwand für die Schüler[87].

---

[85] siehe u.a.: BMFSFJ (Hrsg.): Erfolgreiche Praxisanleitung in der Altenpflegeausbildung - Eine Investition in die Zukunft - Empfehlungen für Ausbildungsstätten in der Altenpflege, 2006, S. 28

[86] R. Brühe: Methodenmix in der praktischen Pflegeausbildung: Vielfältigkeit der Lernzugänge nutzen, Pflegezeitschrift, 8/2006, S. 508

[87] Laut Ergebnissen der PABiS Studie geben 80% der befragten Krankenhäuser einen deutlich erhöhten Betreuungsaufwand der Praxisanleiter je Schüler an. Vgl.: Robert-Bosch-Stiftung: Pflegebildung im Umbruch - Zusammenfassung der Ergebnisse der Pflegebildungsstudie Deutschland (PABiS), 2006, S.8; gefunden auf: http://www.bosch-stiftung.de/content/language1/html/488.asp; (3.2.2010, 13.20h)

Inwiefern die Zunahme an Arbeit Auswirkungen auf die Arbeitszufriedenheit und den Gesundheitszustand eines Menschen hat, ist Inhalt zahlreicher Untersuchungen. Viele Studien haben sich in der Vergangenheit mit Arbeitsbelastungen im Pflegebereich allgemein beschäftigt[88]. Gesicherte Studien, die die besonderen Belastungen von Praxisanleitern erfassen, gibt es derzeit nicht.

Zusammengefasst sind körperliche und psychische Belastungen, der Umgang mit schwerkranken, sterbenden Menschen, der Arbeitsumfang, und soziale Aspekte - wie die Zusammenarbeit mit Kollegen, Vorgesetzten und anderen Berufsgruppen - die immer wiederkehrenden Belastungen für Pflegekräfte. Eine 2004 von der Gmünder ErsatzKasse (GEK) veröffentlichten quantitative Studie über gesundheitliche Belastungen und Arbeitsbedingungen von Pflegekräften im Krankenhaus kam darüber hinaus zu dem Ergebnis, dass insbesondere Zeitdruck eine erhebliche Belastung für Pflegepersonal darstellt[89]; ein bedenkliches Ergebnis vor dem Hintergrund der weiterhin anhaltenden Leistungsverdichtung - sowohl hinsichtlich patientenversorgender Tätigkeiten als auch hinsichtlich der praktischen Ausbildung von Pflegeschülern.

Dass die gestiegene Arbeitsbelastung der Pflegefachkräfte wiederum unmittelbare Konsequenzen für die Qualität und die Ergebnisse der praktischen Ausbildung hat, bemängelten ebenfalls die Delegierten des ENSA[90] Kongresses in Berlin 2009. Personalkürzungen führten vermehrt dazu, dass Pflegeschüler als *„Lückenfüller ausgedünnter Dienstpläne verwendet statt ausgebildet würden"*[91]. Die Teilnehmer des Kongresses forderten daher u.a. Anreize für Praxisanleiter und vermehrte Investitionen in die Qualität der praktischen Ausbildung[92].

---

[88] vgl.: Laubach 1986; Herschbach 1991; Brown 1994, Simon et.al. 2005
[89] vgl.: GEK (Hrsg.): Gesundheitliche Belastungen, Arbeitsbedingungen und Erwerbsbiografien von Pflegekräften im Krankenhaus. Eine Untersuchung vor dem Hintergrund der DRG - Einführung, 2004, S. 10
[90] ENSA = European Nursing Students Association; Interessensvertretung der Auszubildenden und Pflegestudenten in Europa;
[91] vgl.: DBfK: Pressemitteilung: Europäische Pflegestudenten besorgt über Auswirkungen der Finanzkrise auf die Qualität ihrer Ausbildung; 2009, gefunden auf:
*http://www.dbfk.de/pressemitteilungen/wPages/index.php?action=showArticle&article=Europaeische-Pflegestudenten-besorgt-ueber-Auswirkungen-der-Finanzkrise-auf-die-Qualitaet-ihrer-Ausbildung.php*; (15.3.2010, 20.39h)
[92] ebenda

Die Leistungsverdichtung im akutstationären Bereich berührt die Praxisanleitung der auf den Stationen tätigen Pflegekräfte in besonderem Maße. Daraus resultieren quantitative und qualitative Einschränkungen der praktischen Ausbildung sowie eine erhöhte Belastung der anleitenden Person selbst.

### 10.2.3.4 Problemfeld fehlende Vergütung

Im Zusammenhang mit den oben aufgeführten Aussagen ist auf ein weiteres institutionell-strukturelles Problem der Praxisanleiter-Tätigkeit hinzuweisen: Von vereinzelten, hausinternen Regelungen abgesehen, gibt es bundesweit keine klare Norm hinsichtlich der monetären Honorierung der zusätzlichen Praxisanleiter-Tätigkeit. Neben einer erhöhten Verantwortung und Aufgabenfülle ist der Lohn des „Ehrenamts Praxisanleiter" zumeist nur immaterieller, ideeller Natur: Erfüllung, Freunde und das Gefühl, etwas Gutes, Wichtiges geleistet zu haben.

Zwar ist die Bedeutung der Arbeit ein wichtiger Indikator dafür, ob Pflegekräfte auch zukünftig in ihrem Beruf tätig sein wollen[93], dennoch würde eine leistungsgerechte Vergütung zu einer höheren Wertschätzung und Anerkennung der praktischen Ausbildungstätigkeit beitragen und somit die Praxisanleitung für Pflegefachkräfte attraktiver machen. Gerade vor dem Hintergrund eines drohenden Fachkräftemangels aufgrund der sinkenden Attraktivität des Pflegeberufes in Kombination mit dem Eintritt der geburtenschwachen Jahrgängen ins Berufsleben scheint dieser Punkt wichtig und bedenkenswert. Ein Rückgang der Zahl der Praxisanleiter wegen fehlender Würdigung dieser besonderen Tätigkeit würde die Qualität der praktischen Ausbildung deutlich absenken.

---

[93] vgl.: M. Simon, P. Tackenberg, H.-M. Hasselhorn, A. Kümmerling, A. Büscher & B.H. Müller: Auswertung der ersten Befragung der NEXT-Studie in Deutschland, Universität Wuppertal, 2005, S. 55; gefunden auf: *http://www.next.uni- wuppertal.de*, (15.3.2010; 22.08h)

### 10.2.4 Der Anleitungsprozess als Element der Anleitungssituation

Auf den Anleitungsprozess als fünftes Element der Anleitungssituation wird an dieser Stelle nicht näher eingegangen. Einführende Gedanken dazu wurden bereits zu Beginn des Kapitels 10.2 formuliert. Die regelgeleiteten Phasen des Anleitungsgeschehens dienen primär der Strukturierung einer geplanten Praxisanleitung, geben aber keine Auskunft über konkrete problematische oder belastende Inhalte des Praxisanleiter-Alltags, weshalb sie an dieser Stelle nicht weiter thematisiert werden.

## 11.0 Zusammenfassung Teil I

In den Kapiteln 5.0 - 9.0 wurden zunächst allgemeine Grundlagen der Praxisanleitung, Aufgabenbereiche sowie die Praxisanleiter-Weiterbildung ausführlich dargestellt.

Neben der Erläuterung der normativen Grundlagen der Pflegeausbildung wurden aktuelle und nachhaltige Veränderungen im Krankenhaus, insbesondere die zunehmende Arbeitsintensität für Pflegekräfte thematisiert. Die steigende Zahl von Aufgaben bei gleichzeitig sinkender Anzahl von Pflegekräften auf den Stationen hat konkrete Auswirkungen auf die Praxisanleiter-Tätigkeit: Praxisanleiter die neben ihren Verpflichtungen in der Patientenversorgung zusätzlich Schüler anleiten, haben unter den gegebene Umständen schlichtweg weniger Zeit für Anleitung.

Problematisiert wurde ebenfalls die Tatsache, dass das Aufgabengebiet des Praxisanleiters nicht klar umschrieben ist. Zwar sind seine Aufgaben im Zusammenhang mit der pflegerischen Erstausbildung in Krankenpflegegesetz und der Ausbildungs- und Prüfungsverordnung geregelt, weitere Handlungsfelder, die er im Stationsalltag aufgrund seiner Kompetenz bedient, zum Beispiel die Einarbeitung und Anleitung neuer Mitarbeiter oder Weiterbildungsteilnehmer, sind hingegen normativ nicht hinreichend begründet. Folglich fehlen entsprechende Vorgaben, in welchem Umfang er sich diesen Aufgaben widmen kann oder soll, vor allem vor dem Hintergrund seiner zusätzlichen Verpflichtungen in der Patientenversorgung.

In Bezug auf die Praxisanleiter-Weiterbildung zeigt sich aufgrund der föderalistischen Verortung der Weiterbildung in den Bundesländern eine gewisse Heterogenität hinsichtlich Inhalt, Struktur und Leistungsnachweisen; Voraussetzungen für die Weiterbildung, Stundenumfang und übergeordnete Themen hingegen sind vergleichbar.

Die verschiedenen Abschnitte des Kapitel 10.0 widmen sich der objektiven Praxisanleiter-Tätigkeit und somit der „Ist-Situation". Als Strukturierungshilfe bei der Darstellung der zahlreichen Aspekte des Praxisanleiter-Alltags diente der systemische Ansatz von HUNDENBORN / KREIENBAUM. Es konnten zahlreiche Problem- und Spannungsfelder identifiziert werden, die zum einen die Praxisanleitung auf den Stationen erschweren und sogleich als Belastung für den Praxisanleiter angesehen werden müssen. Hervorzuheben sind schwirige Interaktionslinien wie die zwischen Praxisanleiter und Vorgesetzen. Auch die Interaktion zwischen Praxisanleiter und Kollegen ist als in Teilen schwierig identifiziert worden. Gründe dafür sind insbesondere in Ziel- und Interessensdifferenzen zu sehen.

Des Weiteren wurden institutionelle Rahmenbedingungen beleuchtet. Hier sind insbesondere die Punkte fehlende Freistellung und die allgemeine Leistungsverdichtung im akutstationären Bereich hervorzuheben. Diese Problemfelder engen den Handlungsspielraum für Praxisanleitung in entscheidendem Maße ein; die gesetzlichen Vorgaben hinsichtlich Praxisanleitung im Rahmen der Pflegeausbildung können teilweise nicht vollumfänglich gewährleistet werden.

Von diesen Ausführungen ausgehend, ist es nun Ziel, im Rahmen einer qualitativen Studie das subjektive Alltagserleben von Praxisanleitern darzustellen.

## Teil II – Empirische Erhebung

Im folgenden Teil der Untersuchung werden zunächst die methodologischen Vorannahmen der anstehenden empirischen Untersuchung beschrieben. Daran schließt sich die Schilderung der Durchführung der Erhebung an. Anschließend werden die gewonnenen Ergebnisse aufgezeigt und interpretiert.

Den Abschluss bilden eine Zusammenfassung der zentralen Ergebnisse sowie die Evaluation des gesamten Forschungsprozesses.

## 12.0 Forschungsdesign

Unter Design ist grundsätzlich ein Entwurf zu verstehen[94]. Im wissenschaftlichen Kontext wird der Begriff allerdings unterschiedlich interpretiert: Während LAMNEK unter Forschungsdesign *„alle zur Planung und Durchführung einer empirischen Untersuchung gehörenden Schritte"*[95] inklusive Fragestellung, evtl. Hypothesen, Wahl der Untersuchungseinheiten, die Erhebungsmethoden etc. versteht, unterscheidet MAYRING zwischen Untersuchungsplan (Design) und Untersuchungsverfahren. Der Untersuchungsplan enthält seiner Ansicht nach auf formaler Ebene Untersuchungsziel und -ablauf, während das Untersuchungsverfahren die Methoden der Datenerhebung, Datenaufbereitung und Auswertung umfasst[96]. In der vorliegenden Untersuchung ist der Begriff Forschungsdesign in Anlehnung an LAMNEK verwendet worden.

## 13.0 Methodologische Grundannahmen

Naturwissenschaften und Sozialwissenschaften unterscheiden sich seit jeher grundsätzlich hinsichtlich ihres Gegenstandes. Betrachtet die eine das naturwissenschaftliche Objekt, so beschäftigt sich die andere mit menschlichen Subjekten[97].

---

[94] Duden - Das Fremdwörterbuch, 2002, S. 212
[95] S. Lamnek: Qualitative Sozialforschung, 2005, S. 719
[96] vgl. P. Mayring: Einführung in die Sozialforschung, 1999, S.27
[97] vgl. S. Lamnek: Qualitative Sozialforschung, 2005, S. 14

Menschliches Erleben, Verhalten und Tun lässt sich nur bedingt in objektiven Tests oder Experimenten mittels statistisch auswertbaren Skalen oder Datenansammlungen ergründen. Die Aufdeckung von sozialen Wirklichkeiten, von Phänomenen menschlichen Miteinanders erfordert eine andere Herangehensweise; eine Herangehensweise und ein Verständnis, in welchem das zu betrachtende Subjekt sich selbst in Interaktion mit seiner Umwelt exploriert: Die qualitative Forschung. Die Wurzeln qualitativen Denkens gehen weit in die Wissenschaftsgeschichte zurück: ARISTOTELES (384 - 322 v.Ch.) wird als Urvater dieser Denkrichtung bezeichnet[98].
Unter dem Begriff qualitativer Forschung ist laut COHEN die Vereinigung vieler Forschungsansätze zu verstehen[99]. Als grundlagentheoretische Position kann das Interpretative Paradigma[100] angesehen werden, dem der Symbolische Interaktionismus, die Ethnomethodologie, die Phänomenologie und die Hermeneutik zugerechnet werden. Mit der qualitativen Wende[101] erfuhren die Sozialwissenschaften die Ausbildung gleichberechtigten Wissenschaftszugangs mittels eben solcher Methoden. Seither ist die qualitative Sozialforschung als anerkannte alternative Form der Wissensgenerierung, vor allem hinsichtlich seiner oftmals induktiven Möglichkeiten fest etabliert[102] und Kritik und Schulenstreit zum Trotz weitgehend anerkannt. Auch die vergleichsweise junge Pflegewissenschaft als Teil der Sozialwissenschaften hat, in Abgrenzung zur natur-wissenschaftlich ausgerichteten Medizin eine Affinität zu qualitativen Verfahren entwickelt[103].

---

[98] vgl. P. Mayring: Einführung in die Sozialforschung, 1999, S.3ff
[99] vgl. M. Z. Cohen in G. Lobiondo–Wood; J. Haber: Pflegeforschung, 2005, S. 197
[100] von T. Wilson 1970 so formuliert
[101] Dieser Begriff wurde von Mayring 1988 erstmal so formuliert
[102] vgl. P. Mayring: Einführung in die Sozialforschung, S.1ff
[103] vgl.H. Brandenburger; S. Dorschner: Pflegewissenschaft 1; 2003, S. 79

Das Ziel qualitativer Forschung ist das Beschreiben, Interpretieren und Verstehen von Zusammenhängen menschlichen Verhaltens, Erlebens und Wahrnehmens. LAMNEK schreibt dazu: *„Das Forschungsziel ... besteht darin, die Prozesse zu rekonstruieren, durch die soziale Wirklichkeit in ihrer sinnhaften Strukturierung hergestellt wird."*[104]

## 14.0 Methodenkonstruktion

### 14.1 Forschungsfrage

Die vorliegende Studie befasst sich mit dem Alltagserleben von Praxisanleitern im akutstationären Bereich. Es geht um das Deuten und Verstehen der sozialen Wirklichkeit dieser Personengruppe. Hierzu bietet sich eine qualitative Bearbeitung an, denn die *„Qualitative Forschung will menschliches Erleben aus der Perspektive der Betroffenen wahrnehmen und verstehen."*[105] Ontologisch, konstruktivistisch begründet gibt es verschiedene Wirklichkeiten die unterschiedlich und subjektiv vom jeweiligen Kontext abhängen. Das für den einen Menschen „Wahre" und „Wichtige" muss nicht gleichzeitig auch für einen Anderen als wahr und bedeutsam angesehen werden[106].

Dass es in dem vorliegenden Werk neben dem Verstehen der Alltagswirklichkeit auch um die Gewichtung und Bedeutung des Erlebens dieser Personen geht, wird anhand der folgenden Forschungsfragen deutlich:

1. **Wie erleben Praxisanleiter ihren Arbeitsalltag?**
2. **Existiert für sie ein Spannungsfeld und wird dieses als Belastung empfunden?**

Wie diese Fragen zu klären sind und welche Ergebnisse erzielt wurden, wird in den folgenden Kapiteln erläutert.

### 14.2 Das Interview

Zur Beantwortung der Forschungsfrage bedarf es zunächst der Bestimmung einer Methode. Unter einer Methode (griechisch: „der richtige

---

[104] S. Lamnek: Qualitative Sozialforschung, 2005, S. 148
[105] H. Mayer: Einführung in die Pflegeforschung, 2002, S. 72
[106] vgl. M. Z. Cohen in G. Lobiondo–Wood; J. Haber: Pflegeforschung, 2005, S. 202

Weg"[107]) ist ein Verfahren zu verstehen zur systematischen Gewinnung, Darstellung und Vermittlung von Erkenntnissen[108].

Eine alte, gleichsam heute häufig verwendete Methode ist das Interview. Das Interview im Sinne einer gezielten Befragung stellt eine erwartungsorientierte Kommunikation zwischen zwei oder mehreren Personen dar, wobei verbale Stimuli (Fragen) entsprechende verbale Reaktionen (Antworten) hervorrufen[109]. Im Rahmen qualitativer Verfahren avancierte das Interview zu einer der bedeutendsten und wichtigsten Methoden überhaupt, wenngleich (teilnehmende) Beobachtungen oder Experimente weiterhin einen hohen Stellenwert im Forschungskanon innehaben.

Es hat sich im Verlauf der Zeit eine große Variabilität verschiedener Interviewformen entwickelt und die Einordnung in eine Systematik ist von Lehrbuch zu Lehrbuch verschieden[110]. Sehr grob kann in wenig strukturierte, teilstrukturierte und stark strukturierte Interviews unterschieden werden, wobei der Grad der Strukturiertheit auf das Erkenntnisziel schließen lässt: Je strukturierter ein Interview aufgebaut ist, um so eher sind quantitative Ergebnisse zu erwarten.

Charakteristisch für qualitative Interviews ist ein neutraler bis weicher Fragestil. Weiche Interviews zeichnen sich dadurch aus, *„dass der Interviewer versucht, das sympathisierende Verständnis für die spezielle Situation des Befragten zum Ausdruck zu bringen"*[111]. Er bemüht sich also, eine konstruktive und vertrauensvolle Gesprächsatmosphäre herzustellen[112]. Da beim weichen Interview der Einfluss des Interviewers auf das Gespräch (durch Gestaltung der Stimmung) nicht kontrollierbar, eine gewisse Verzerrung also möglich ist, findet in der qualitativen Sozialforschung häufig auch der neutrale Interviewstil Anwendung. Hierbei sollen Gefühle in der Beziehung zwischen dem Fragensteller und dem Befragten mög-

---

[107] http://de.wiktionary.org/wiki/Methode, 27.4.2010; 16.07h
[108] vgl.: Ch. Braun, M. Hafner, F. Wortmann: Methodenkonstruktion als wissenschaftlicher Erkenntnisansatz, 2004, S. 10; gefunden auf:
www.alexandria.unisg.ch/EXPORT/DL/28306.pdf; (27.4.2010; 16.13h)
[109] vgl. P. Atteslander: Methoden der empirischen Sozialforschung, 2003, S.120
[110] vgl.: P. Atteslander: Methoden der empirischen Sozialforschung, 2003, S. 143
[111] S. Lamnek: Qualitative Sozialforschung, 2005, S. 343
[112] vgl.: U. Froschauer, M. Lueger: Das qualitative Interview, 2003, S. 75

lichst ausgeschaltet werden, um durch die nüchtern-sachliche Beziehung die Vergleichbarkeit der Informationen zu erhöhen.

Ein weiteres wichtiges Charakteristikum wissenschaftlicher Interviews ist die Art der Fragen. Im Gegensatz zu geschlossenen Fragen, die hinsichtlich der Antwortmöglichkeiten nur eine sehr begrenzte Beantwortungsspanne vorgeben, bieten offene Fragen einen großen Antwortspielraum und engen die befragten Personen nicht auf ein vordefiniertes und expliziertes Antwortspektrum ein[113]. Im Rahmen qualitativer Interviews sind folglich offene Fragen obligat.

## *14.3 Das problemzentrierte Interview*

In der hier vorgestellten Studie wurde als Methode der Datenerhebung das problemzentrierte Interview in Anlehnung an WITZEL gewählt. Das von WITZEL 1982 entwickelte Verfahren beinhaltet eine Methodenkombination (qualitatives Interview, Fall- und Inhaltsanalyse, Gruppendiskussionen sowie biografische Methode) und versucht durch ein induktiv-deduktives Wechselspiel Erkenntnisse zu gewinnen[114]. Im Rahmen der vorliegenden Untersuchung kamen nur das Interview sowie die Fall- und Inhaltsanalyse zum Einsatz.

Das problemzentrierte Interview bietet sich an, will man den Befragten möglichst offen und frei zu Wort kommen lassen, jedoch fokussiert auf eine zuvor analysierte Problemstellung, auf die der Interviewer im Verlauf des Gesprächs immer wieder zurückkommt. Im Gegensatz zum narrativen Interview, in welchem der Forscher sich stark auf den Inhalt und die Erzähltiefe des Befragten einlässt, hat er beim problemzentrierten Interview bereits im Vorfeld bestimmte Problemstellungen analysiert und einen Gesprächsleitfaden (siehe Abschnitt 15.1) konstruiert, um das Gespräch auf die ihm wesentlich erscheinenden Aspekte zu lenken.

---

[113] vgl.: U. Froschauer, M. Lueger: Das qualitative Interview, 2003, S. 77
[114] vgl.: Forum Qualitative Sozialforschung: Das Problemzentrierte Interview, 2000, gefunden auf:
http://www.qualitativresearch.net/index.php/fqs/article/viewArticle/1132/2519; (28.4.2010, 16.01h)

Diese Tatsache fasst WITZEL unter dem Prinzip der **Problemzentrierung** zusammen. In der Methode des problemzentrierten Interviews geht der Forscher laut LAMNEK mit einem systematisch erarbeiteten, theoretisch-wissenschaftlichen Vorverständnis an die Erhebung heran[115]. Der erste Teil dieses Buches (Theoretische Grundlagen) ist dieser Zentrierung auf das Problem geschuldet: Durch die Beschäftigung mit der Rolle des Praxisanleiters konnten im Vorfeld bereits mögliche Schwierigkeiten und problembehaftete Situationen des Praxisanleiter-Alltags herauskristalliert werden. In den durchgeführten Interviews werden nun die subjektiven Bedeutungen dieser objektiven Gegebenheiten, durch die Betroffenen selbst formuliert, ergründet.

Ein zweites Prinzip, welches WITZEL dem problemzentrierten Interview zugrunde legt, ist die **Gegenstandsorientierung**. Hierunter ist die Gestaltung des Verfahrens bezogen auf den konkreten Gegenstand zu verstehen. Fertige Instrumente oder auch Theorien können folglich nicht blind übernommen werden, sondern müssen individuell auf das Forschungsprojekt bezogen bzw. entwickelt werden. Im konkreten Fall ist hierunter die Entwicklung des Interviewleitfadens zu verstehen, auf welchen in Abschnitt 15.1 detaillierter eingegangen wird.

Als drittes Prinzip ist schließlich die **Prozessorientierung** zu beachten. Diese Dimension umfasst den gesamten Forschungsablauf und steht für die flexible Analyse des Problemfeldes sowie die schrittweise Gewinnung von Daten. Auch im Interview selbst wird die subjektive Problemsicht des Gesprächspartners immer wieder in den Blick genommen. Durch dieses Vorgehen werden Vertrauen und Offenheit zwischen den Gesprächspartnern gefördert und die (Selbst-) Reflexion angeregt.

Das problemzentrierte Interview hat in der qualitativen Sozialforschung seinen festen Platz. Zahlreiche Studien stützen sich auf diese Methode[116] und auch in der Pflegewissenschaft hat sie sich fest etabliert[117].

---

[115] vgl.: S. Lamnek: Qualitative Sozialforschung, 2005, S. 364
[116] vgl.: P. Mayring: Einführung in die qualitative Sozialforschung, 1999, S. 53f
[117] zahlreiche pflegewissenschaftliche Studien bedienten sich der Methode des problemzentrierten Interviews. Als kleine Auswahl seien genannt: Weidner (1995), Müller (2001), Tewes (2002), Selinger (2005) Selinger 2009 u.v.m.

Aufgrund der eigenen beruflichen Vorerfahrung der Untersucherin sowie der Auseinandersetzung mit der Thematik im Vorfeld der Erhebung schien das problemzentrierte Interview in Anlehnung an WITZEL die geeignete Methodik zur Beantwortung der Forschungsfrage.

## 15.0 Die Durchführung der Interviews

Im Folgenden wird nun der operative Teil des Forschungsprozesses dargestellt. Hierbei werden zunächst die einzelnen Instrumente im Rahmen des problemzentrierten Interviews erläutert und anschließend der allgemeine Ablauf beschrieben.

### *15.1 Instrumente der Datenerhebung*

Das problemzentrierte Interview stützt sich zur Datenerhebung auf vier Instrumente: Als erstes Medium ist der **Kurzfragebogen** zu nennen. Mit dessen Hilfe werden soziodemografische Daten erfasst, die zur Interpretation und Analyse der übrigen Daten hilfreich sind. In der Literatur wird diskutiert, inwiefern dieser Kurzfragebogen ggf. Einfluss auf das Interview nimmt. Teilweise wird empfohlen, den Bogen erst am Ende des Interviews ausfüllen zu lassen[118]. Im hier zu beschreibenden Forschungsprozess wurde der Kurzfragebogen jedoch bewusst vor dem Interview eingesetzt, um einerseits über das Gespräch in Beziehung zu dem jeweiligen Interviewpartner zu treten und die Situation zu lockern (indem der Interviewte objektive, ihm vertraute Daten mitteilen konnte und nicht sofort in ein tiefgreifendes Gespräch mit einer ihm unbekannten Person treten musste). Andererseits dienten die Fragen auf dem Kurzfragebogen bereits der mental-gedanklichen Annäherung auf das anschließend zu erörternde Thema „Alltag eines Praxisanleiters".

Ein zentrales Hilfsmittel zur Datenerhebung beim problemzentrierten Interview ist der **Leitfaden**, welcher die wesentlichen Eckpunkte des Gesprächs im Vorfeld erfasst.

---

[118] entnommen aus der persönlichen Mitschrift im Rahmen der Vorlesungsreihe „Pflegewissenschaft" an der Katholischen Hochschule NRW Köln, Prof. A. Schiff, Juli 2009

In der Auseinandersetzung mit der Literatur und den dadurch entstehenden Vorannahmen und Vorüberlegungen entwickelt der Forscher ein Bündel von Themen, die er im Interview ansprechen möchte. Der Leitfaden dient so gesehen als Gedächtnisstütze. Zum einen kann der Interviewer im Gespräch die konkreten Themenbereiche ansprechen, zum anderen kann er solche Themen, die vom Interviewten bereits selbst angesprochen werden, von der „Liste" streichen.

In der hier vorliegenden Untersuchung wurde nach Abschluss des Literaturstudiums mit der Konstruktion des Interviewleitfadens begonnen. Es wurden zunächst vier Kategorien gebildet, denen jeweils konkretere Fragestellungen untergeordnet wurden.

Die vier zentralen Kategorien umfassen die Themen:

- Person des Praxisanleiters
- Aufgabenspektrum des Praxisanleiters
- Subjektive Belastungen
- Zukunftsgedanken

Zu der Kategorie „Person des Praxisanleiters" wurden zum einen Fragen hinsichtlich der Motivation, die Aufgabe des Praxisanleiters zu übernehmen, entwickelt. Des Weiteren ging es auch um Vorstellungen, welche Eigenschaften ein Praxisanleiter vorweisen müsste sowie die eigenen Ansprüche an die Tätigkeit als Praxisanleiter. Dieser Fragenkomplex sollte den Anspruch an die Rolle des Praxisanleiters aus der Sicht des Betroffenen selbst eruieren.

Die Kategorie „Aufgabenspektrum des Praxisanleiters" umfasst mehrere Unterthemen. Zentral ging es um Ansprüche, die aus dem Umfeld des Praxisanleiters an ihn gestellt werden. Hierbei wurden insbesondere die Interaktionsgruppen „Vorgesetze" - „Kollegen" - „Schüler" - „Schule" und „Patient" in den Blick genommen. Es wurde nach dem subjektiven Erleben der Praxisanleiter gefragt: Wie erleben sie die Zusammenarbeit mit den jeweiligen Interaktionspartnern, welchen Erwartungen sehen sie sich gegenübergestellt.

Der Themenkomplex umfasst zusätzlich auch die Beschreibung der vielfältigen Aufgaben sowie den allgemeinen Tagesablauf des Praxisanleiters.

Die Kategorie „Subjektive Belastungen" ging Fragen hinsichtlich der empfundenen Schwierigkeiten und Belastungen im Arbeitsalltag nach. Über diese Fragen sollten mögliche Spannungsfelder herauskristallisiert werden. Zusätzlich wurden spürbare Veränderungen im Arbeitsaufkommen innerhalb der vergangenen Jahre thematisiert.

Die letzte Themengruppe beschäftigte sich mit Zukunftsgedanken. Fragen nach der aktuellen Motivation oder der Auseinandersetzung mit dem Niederlegen der Tätigkeit sollten den Grad der Be- bzw. Überlastung anzeigen.

An den Anfang des Leitfadens und somit an den Beginn des jeweiligen Interviews wurde eine Einstiegsfrage gestellt. Die Interviewpartner wurden gebeten, ihre spontanen Gedanken hinsichtlich ihres Praxisanleiter-Alltags zu formulieren. Diese Frage diente der sogenannten allgemeinen Sondierung bzw. dem „warming up".

Das problemzentrierte Interview gliedert sich in seinem Ablauf in fünf Phasen: Nach einer ersten Phase, in welcher der Grund und der Inhalt des Interviews erläutert werden, folgt in der zweiten Phase die allgemeine Sondierung. Hier soll der Befragte ins Erzählen versetzt und mögliche emotionale Blockaden gelöst werden.

In Phase drei - spezifische Sondierung - werden die im Leitfaden aufgeführten Themenblöcke behandelt wobei verschiedene Fragetechniken helfen, an die erhofften Informationen zu gelangen.

Phase vier ist „Ad - hoc Fragen" gewidmet. Hier kann bisher noch nicht Besprochenes bearbeitet werden. Auch Aussagen des Interviewten, die nicht im Leitfaden aufgeführt sind, dennoch das Interesse des Forschers wecken, können platziert werden. Die letzte Phase gilt dem Abschluss des Interviews. Dem Interviewten wird die Möglichkeit eingeräumt, Dinge, die ihm noch wichtig erscheinen, zu ergänzen[119].

Der Leitfaden, der in hier erläuterter Weise entwickelt wurde, findet sich im Anhang. Der Umgang mit diesem Fragenkatalog sowie das allgemeine Interviewprocedere werden in den Abschnitten 15.3 und 15.4 näher beschrieben.

---

[119] vgl. : S. Lamnek: : Qualitative Sozialforschung, 2005, S. 365f

Als drittes Instrument zur Datenerhebung im Rahmen des problemzentrierten Interviews ist das **Tonband** zu nennen. Da das im Gespräch eruierte Material möglichst originalgetreu bei der Auswertung vorliegen muss, ist von der Erstellung eines handschriftlichen Protokolls abzuraten und eine Tonbandaufzeichnung oder gar ein Videomitschnitt zu empfehlen. Im hiesigen Fall wurden alle Interviews mittels eines Diktiergerätes aufgezeichnet und anschließend transkribiert.

Als letzter Part im Rahmen der Datenerhebung ist das **Postskriptum** anzusehen. Das Postskriptum enthält Angaben über Gesprächsinhalte oder sonstige Vorkommnisse, die vor oder nach dem Einschalten des Diktiergerätes stattfanden. Zusätzlich wurden hier wie LAMNEK empfiehlt, Rahmenbedingungen und nonverbale Reaktionen des Befragten festgehalten[120].

## *15.2 Der Pretest*

Nach der Konstruktion des Leitfadens wurde der eigentlichen Untersuchung ein Pretest vorangestellt. Eine solche Überprüfung dient der Erprobung des Untersuchungsinstrumentes hinsichtlich seiner Gültigkeit und Verständlichkeit im Feld. Außerdem hilft es insbesondere dem unerfahrenen Forscher, in seine Rolle als Interviewer hineinzuwachsen.

Für die vorliegende Untersuchung wurden zwei Interviews als Pretest durchgeführt. Ein Proband stammte aus dem direkten Arbeitsumfeld der Forscherin; die andere Probandin aus dem Freundeskreis; beide Interviewpartner wurden aufgrund des persönlichen Kontakts nicht in die Studie einbezogen. Inhaltlich unterschieden sich die Interviews leicht, da der Kollege auf einer Intensivstation tätig ist, die Probandin hingegen auf einer internistischen Allgemeinstation. Dieser Unterschied war bewusst gewählt, da auch in der eigentlichen Erhebung mit Blick auf den akutstationären Bereich sowohl Praxisanleiter aus dem sogenannten allgemein-pflegerischen als auch dem funktionspflegerischen Bereich interviewt werden sollten.

Beide Interviews wurden mit dem Diktiergerät aufgezeichnet um auch die Interviewsituation als solche möglichst authentisch zu gestalten.

---

[120] vgl.: S. Lamnek: : Qualitative Sozialforschung, 2005, S. 367

Im Anschluss an den Pretest wurde der Interviewleitfaden noch einmal überarbeitet. Einige Fragen, zum Beispiel hinsichtlich Bewältigungsstrategien für hohe Arbeitsbelastung, erwiesen sich nicht als zielführend und wurden daher herausgenommen. Andere Fragen dagegen wurden umformuliert bzw. präzisiert. Da die anstehende Untersuchung für die Forscherin die erste dieser Art war, halfen die beiden Interviews ihr zudem, mehr Sicherheit in der Gesprächsführung zu erlangen.

## 15.3 Teilnehmerauswahl und Feldzugang

Die Frage nach repräsentativen Stichproben spielt im qualitativen Design eine untergeordnete Rolle. Im Gegensatz zur Bestimmung von Häufigkeiten geht es vielmehr um „typische Fälle" die der Forscher interessengeleitet zu finden versucht. Bei der Auswahl der zu untersuchenden Personen spielen fast immer informelle Kontakte eine Rolle. Aufgrund der Selektion der Stichprobe durch den Forscher ist jedoch die Gefahr einer starken Verzerrung gegeben. Ob tatsächlich alle relevanten und typischen Handlungs- und Deutungsmuster einer sozialen Situation im ausgewählten Set erfasst werden, dessen kann sich der Forscher nicht immer hinreichend sicher sein[121].

Zur Beantwortung der Forschungsfrage wurden zwischen März und Mai 2010 insgesamt sechs problemzentrierte Interviews durchgeführt.

Im Vorfeld legte die Untersucherin einige Ein- bzw. Ausschlusskriterien für die Studienprobanden fest. In die Untersuchung sollten ausschließlich Personen aufgenommen werden, die über die Praxisanleiter - Qualifikation laut gültigem Krankenpflegegesetz verfügen[122]. Ferner sollten Praxisanleiter interviewt werden, die selbst Teil eines Stationsteams sind und ihre Aufgaben der Praxisanleitung im laufenden Stationsalltag erledigen. Explizit ausgeschlossen wurden hauptamtliche Praxisanleiter, da laut Datenlage der PABiS-Studie mit 61,1% der überwiegende Teil der Krankenhäuser nicht über freigestellte Praxisanleiter verfügt[123]. In der Erhebung sollten

---

[121] vgl.: S. Lamnek: Qualitative Sozialforschung, 2005, S. 385
[122] 2 Jahre Berufserfahrung und 200h berufspädagogische Zusatzqualifikation (vgl.: § 2,2 KrpfAPrV)
[123] vgl. K. Blum; P. Schilz: Praxisanleitung im Krankenhaus; Pflegezeitschrift, 8/2006, S. 511

die Praxisanleiter zu Wort kommen, die die Mehrheit im akutstationären Bereich darstellen.

Die Untersucherin bemühte sich, eine möglichst heterogene Gruppe von Praxisanleiter in ihre Studie einzuschließen um den verschiedenen Facetten des akutstationären Bereichs Rechnung zu tragen und somit eine größtmögliche Bandbreite von Handlungs- und Deutungsmustern zu generieren. Ein Kriterium zur Auswahl der Interviewpartner war die Größe der Einrichtung. In Korrelation zu persönlichen Kontakten in die jeweiligen Häuser wurden Praxisanleiter aus maximalversorgenden Krankenhäusern ebenso ausgewählt wie Praxisanleiter aus kleinen Häusern der Regelversorgung. Des Weiteren wurden die Trägerschaft der Häuser (frei-gemeinnützig - öffentlich - privat) sowie die regionale Einbettung (städtisches bzw. ländliches Einzugsgebiet) in die Überlegungen eingeschlossen. Kontaktiert wurden Praxisanleiter aus fünf Klinken in Nordrhein-Westfalen und einem Krankenhaus in Rheinland-Pfalz.

Der Personalverteilung in den Krankenhäusern entsprechend, wurden Pflegekräfte aus allen Abteilungsarten (bettenführende Normalstationen sowie Funktionsabteilungen) zugelassen.

Eine erste schriftliche bzw. telefonische Kontaktaufnahme erfolgte im Februar 2010 zu Pflegekräften und Pflegedienstleitungen der jeweiligen Häuser, die der Autorin bekannten waren. Nach Vorstellung des Forschungsvorhabens stellten die angesprochenen Personen einen Kontakt zu einem Praxisanleiter im Haus her. Die weiteren Absprachen (Ort und Zeit des jeweiligen Interviews) wurden dann telefonisch direkt mit dem Probanden getroffen. Die Gewinnung der Gesprächspartner gestaltete sich insgesamt sehr komplikationslos. Ausnahmslos stieß die Untersucherin auf interessierte und hilfsbereite Kollegen auf den Stationen, Pflegedienstleitungen sowie potenzielle Probanden, die der Untersuchung offen gegenüberstanden und - soweit Ihnen möglich war - zur Realisierung beitrugen.

Trotz der Bemühung um Variabilität erwies sich die Gruppe der interviewten Praxisanleiter schließlich als recht homogen. Fünf Praxisanleiter sind auf bettenführenden Normalstationen chirurgischer oder internistischer Art tätig, eine Praxisanleiterin arbeitet in einer Funktionsabteilung. Mit fünf Praxisanleiterinnen gegenüber einem Praxisanleiter entsprach das Geschlechterverhältnis nur bedingt dem Berufsdurchschnitt wenngleich doch wesentlich mehr Frauen als Männer den Pflegeberuf ausüben.

Das Durchschnittsalter der Probanden betrug 34 Jahre, die durchschnittliche Berufserfahrung belief sich auf sieben Jahre. Fünf Teilnehmer hatten die Praxisanleiter-Weiterbildung gemäß Vorgaben des Krankenpflegegesetzes absolviert, eine Teilnehmerin hatte eine zweijährige berufsbegleitende Praxisanleiter-Weiterbildung (mit einem Stundenumfang von über 400h) absolviert. Drei Teilnehmer haben neben der Praxisanleiter-Weiterbildung noch andere Weiterbildungen absolviert und sind in diesen Bereichen zusätzlich tätig[124].

Die Interviews fanden bis auf eine Ausnahme am Arbeitsplatz der jeweiligen Interviewpartner statt; hierfür konnten Stationsküchen, Besucherräume oder Besprechungsräume benutzt werden. Zu Störungen während des Gesprächs durch in den Raum kommende Personen kam es in Folge dessen drei Mal. Zwei andere Interviews wurden kurz unterbrochen um jeweils das Licht einzuschalten bzw. den Vorhang aufgrund starker Sonneneinstrahlung zuzuziehen. Ein Interview erfolgte auf Wunsch des Probanden in dessen eigene Wohnung.

Die Interviews dauerten durchschnittlich 32 Minuten: Die kürzeste Interviewdauer lag bei 25, die längste bei 40 Minuten.

Mit manchem Interviewpartner ergab sich im Erstkontakt die Einigung auf die Ansprache in der „Du" - Form. Das „Duzen" ist zwischen Pflegenden auf den Stationen eine übliche Umgangsform. Die Untersucherin willigte daher in dieses Vorgehen jeweils bereitwillig ein, auch vor dem Hintergrund der Nähe zum Untersuchungsfeld sowie dem empathischen Zugang zu den Interviewpartnern.

Den Studienteilnehmern wurde die Anonymität ihrer Aussagen zugesichert. Eine Teilnehmerin äußerte hier in besonderem Maße die Sorge, dass ihre Aussagen nicht an die Pflegedienstleitung weitergeben werden

---

[124] Es handelte sich hierbei um folgende Weiterbildungen: Wundexperte, Schmerzmentor, Peer Tutor Kinästhetik, Klinische Kodierfachkraft

dürften. Aus diesem Grund wurde auf eine Veröffentlichung solcher Details zum Schutz der Studienteilnehmer verzichtet. Im Sinne der Offenheit der Forschung hält die Autorin eine etwas detailreichere Übersicht vor. Diese lässt jedoch ebenfalls keine Rückschlüsse auf die entsprechenden Personen zu.

### 15.4 Die Transkripterstellung

Alle Interviews wurden auf Band aufgenommen und anschließend transkribiert. Grundsätzlich wurden bei der Transkription syntaktische und dialektische Feinheiten vernachlässigt, da sie mit Blick auf die Forschungsfrage wenig bedeutsam erschienen. Gelegentlich wurden umgangssprachliche Ausdrucksformen in das Wortprotokoll übernommen, an anderen Stellen wurden die Aussagen der besseren Lesbarkeit halber in korrektes Schriftdeutsch umgewandelt. Einige von KALLMEYER und SCHÜTZE 1977 empfohlene kommentierende Informationen wurden in die Transkripte aufgenommen. Eine Übersicht über die von der Verfasserin benutzen Transkriptionsregeln zeigt die Übersicht:

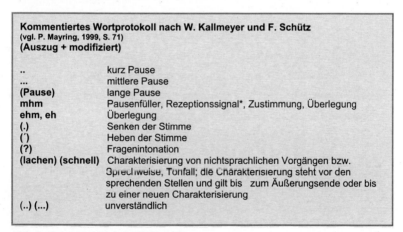

Abb. 2: Verwendete Transkriptionsregeln

Aufgrund fehlender zeitlicher Ressourcen transkribierte die Verfasserin nur zwei Interviews selbst, die restlichen vier Interviews wurden von einer externen Sekretariats-Fachkraft transkribiert. Um Verständnis- und Übertragungsfehler im Zuge der Transkription zu vermeiden, verglich die Untersucherin das jeweils fertige Wortprotokoll noch einmal mit der Aufzeichnung auf dem Audioband.

Je Interview sind zwischen acht und 19 Seiten Text entstanden.

## *15.5 Ethische Grundsätze*

Der Schutz der Versuchsperson ist oberstes Gebot jedweder Forschung[125]. Daher wurden auch an die vorliegende Studie die gebotenen forschungsethischen Grundsätze angelegt: Die Teilnahme an den Interviews basierte für alle Interviewpartner auf der Ebene der Freiwilligkeit. Im Vorfeld wurden die Probanden über den Zweck und das Ziel der Untersuchung aufgeklärt. Das Einverständnis für die Tonbandaufzeichnung und die Auswertung der Aussagen (und das damit verbundene auszugsweise Erscheinen bei einer Veröffentlichung) wurde eingeholt. Gleichzeitig wurde, wie in Abschnitt 15.3 bereits geschildert, absolute Anonymität zugesichert. Für die Teilnehmer bestand zu jedem Zeitpunkt die Möglichkeit, ihre Mitwirkung am Untersuchungsprozess sanktionsfrei zu beenden. Auf Wunsch wurde den Befragten das transkribierte Interview ausgehändigt sowie die Einsicht in die Unterlagen gewährt.

---

[125] vgl.: M. Z. Cohen in G. Lobiondo–Wood; J. Haber: Pflegeforschung, 2005, S. 247

# 16.0 Datenauswertung

## 16.1 Das Verfahren der Datenauswertung

Die Auswertung der Interviews erfolgte in Anlehnung an LAMNEK und MAYRING in qualitativ-reduktiver, inhaltsanalytischer Weise[126]. Um den Anforderungen an eine systematische und methodisch transparente Auswertung Rechnung zu tragen erfolgte die Auswertung in folgenden vier Phasen:

**Phase 1:** Transkription
**Phase 2:** Einzelanalyse + Fallinterpretation
**Phase 3:** Generalisierende Analyse
**Phase 4:** Kontrollphase

Ein erster, gleichsam unabdingbarer Schritt im Auswertungsprozess war die Transkription - die Umwandlung der gesprochenen Sätze in eine schriftliche, lesbare Form. Die Vorgehensweise wurde in Abschnitt 15.4 bereits dargestellt.

Im zweiten Schritt folgte zur Konzentration des Datenmaterials die Einzelanalyse der jeweiligen Interviews. Hierbei wurden zunächst Satz für Satz markante Textteile mittels einer handschriftlichen Markierung hervorgehoben und somit als auszuwertende Analyseeinheit ausgewählt. Die so ermittelten Kernaussagen wurden anschließend paraphrasierend zusammengefasst und in eine Tabelle überführt. Während dieser intensiven Auseinandersetzung mit dem Text entstand bei der Forscherin durch Zuhilfenahme der Kurzfragebögen und der Postskripte ein Gesamtbild, eine Charakterisierung des jeweiligen Interviews. Das Ergebnis dieser Typisierung, wie sie auch von KUCKARTZ empfohlen wird[127], ist in Abschnitt 16.2 dargestellt.

---

[126] vgl.: S. Lamnek: : Qualitative Sozialforschung, 2005, S. 402f + 517ff
[127] U. Kuckartz et.al.: Qualitative Evaluation - Der Einstieg in die Praxis, 2007, S.33f

Im Anschluss an diese Auswertung erfolgte eine kategorienbasierte Analyse der Interviews. Hierbei wurden die paraphrasierten Aussagen zuvor definierten Kategorien zugeordnet. Diese Kategorien leiteten sich deduktiv von den Themenblöcken des Interviewleitfadens ab:

| | |
|---|---|
| **Kategorie 1** | Schüler |
| **Kategorie 2** | Patient |
| **Kategorie 3** | Kollegen |
| **Kategorie 4** | Schule |
| **Kategorie 5** | Vorgesetzte |
| **Kategorie 6** | Eigener Anspruch |
| **Kategorie 7** | Probleme / Belastungen |
| **Kategorie 8** | Motivation |

**Abb. 3:** Kategorien der Datenauswertung

Aufgrund der häufigen Thematisierung in den Interviews wurde die Kategorie 8 - Motivation - als zusätzliche Kategorie definiert und in die Auswertung mit aufgenommen.

Nach Zuordnung der Paraphrasen zu den Kategorien wurden, zur besseren Übersicht der verschiedenen Gesichtspunkte einer Kategorie, Unterkategorien gebildet. In manchen Fällen war die Zuordnung zu einer Kategorie oder Unterkategorie nicht ganz eindeutig, sodass sich die Untersucherin für eine der Möglichkeiten entschied.

Im Folgenden wird beispielhaft das Vorgehen im Rahmen der Einzelanalyse ersichtlich:

| Zeile | Analyseeinheit | Zusammenfassung | Unterkategorie | Kategorie |
|---|---|---|---|---|
| 3,5, 12-14[128] | Das geht ineinander über, aber das ist neutral. Also das ist einfach ein Team und das merkst du auch das ist...jeder leitet halt einfach an. Also das ist wirklich ne Station, wo jeder anleitet, wo jeder Interesse dran hat. | Alle Kollegen der Station haben Interesse an Anleitung | Unterstützung | Kollegen |

**Abb. 4:** Vorgehen Einzelanalyse

In der generalisierenden Analyse wurden die paraphrasierten Zusammenfassungen der einzelnen Interviews kategorienbezogen tabellarisch geordnet. Auf diese Weise konnten inhaltliche Verwandtschaften sowie Differenzen in den Aussagen der verschiedenen Interviews herausgearbeitet werden.

Zur Vermeidung von Fehlinterpretationen wurden in der anschließenden Kontrollphase die Paraphrasen mit den Transkripten noch einmal verglichen. So wurde der Gefahr vorgebeugt, dass durch die strikten Zusammenfassungen die Originalaussagen aus dem Zusammenhang gerissen und somit ihre ursprünglichen Bedeutungen verzerrt werden. Idealerweise ist die Selbstkontrolle durch die Fremdkontrolle einer weiteren Person oder einer Forschergruppe zu ergänzen. Diesem Anspruch konnte aufgrund der Rahmenbedingungen der Erstellung dieser Studie nicht entsprochen werden. Insofern ist die Gültigkeit der gezogenen Schlüsse als eingeschränkt zu erachten.

---

[128] Die Kennzeichnung der Analyseeinheit erfolgte in der Reihenfolge Interviewnummer, Seite, Zeile; im hiesigen Beispiel also Interview Nr. 3, Seite 5, Zeilen 12-14

## *16.2. Der Versuch einer Typisierung*

In der fallweisen Analyse und Zusammenfassung der einzelnen Interviews zeichneten sich zwei unterschiedliche Typen von Praxisanleitern ab. In Anlehnung an KUCKARTZ und zur besseren Charakterisierung erhielten die beiden Stereotypen einen jeweiligen Kurztitel: Die „junge dynamische Person" und die „frustrierte Person mit Resthoffnung". Zur Wahrung der Anonymität wurde der Begriff Praxisanleiter mit dem Neutrum „Person" ersetzt um möglichen Zuschreibungen zu einem Probanden entgegenzuwirken.

Zudem ist an dieser Stelle darauf zu verweisen, dass die hier vollzogene Typisierung eher als Versuch zu werten und nicht als valides Ergebnis zu verstehen ist.

### 16.2.1 Die junge, dynamische Person

Zum Charakteristikum der „jungen, dynamischen Person" gehört das Verständnis, teilweise selbst noch Lernender zu sein und in besonderen Situationen auf den Erfahrungsschatz und die Unterstützung anderer Kollegen zurückgreifen zu können/müssen. Der „jungen dynamischen Person" macht die Tätigkeit als Praxisanleiter Spaß, wenngleich sie regelmäßig Situationen erlebt, in denen sie aufgrund hoher Arbeitsbelastung dem Schüler nicht gerecht wird. Dieser Zustand bereitet ihr Gewissenskonflikte. Sie versucht hoch motiviert allen Anforderungen gerecht zu werden - auch wenn sie dadurch an ihre (körperlichen) Grenzen stößt oder Überstunden in Kauf nimmt.

### 16.2.2 Die frustrierte Person mit Resthoffnung

Die „frustrierte Person mit Resthoffnung" erfährt in ihrer Praxisanleiter-Tätigkeit wenig bis keine Unterstützung. Sie kämpft „allein auf weiter Flur", möchte etwas bewegen, erhält dafür jedoch keine Rückendeckung. Anleitung und Begleitung der Schüler sind ihr ein Anliegen, daher nimmt sie sogar Spannungen mit Kollegen, Vorgesetzten oder der Schule in Kauf. Da ihr die Arbeit mit den Schülern grundsätzlich Spaß macht, kommt sie teilweise in der Freizeit, um Anleitungen durchführen zu können.

Sie toleriert die Unannehmlichkeiten - in der Hoffnung, dass sich die Situation in absehbarer Zeit verbessert - denkt aber auch offen über ein Niederlegen der Tätigkeit als Konsequenz auf die mangelnde Unterstützung und die schwelenden Konflikte nach.

Die hier vollzogene Typisierung ist nur als Versuch zu verstehen. Die Anzahl an interviewten Praxisanleitern sowie die geringe Forschungserfahrung der Autorin schränken die Aussagekraft ein.

## 17.0 Ergebnisdarstellung

In Bezug auf die Forschungsfrage nach dem Alltagserleben von Praxisanleitern im akutstationären Bereich und der Explorierung von Spannungsfeldern und Belastungen im Arbeitsalltag, werden die Ergebnisse anhand der in Abschnitt 16.1 beschriebenen Kategorien aufgeführt. Zur Verdeutlichung werden entsprechende Textpassagen der Interviewtranskripte zitiert. Die Kennzeichnung der Zitate erfolgt wie auf Seite 67 ersichtlich und direkt hinter dem Zitat. An gegebener Stelle findet eine vorsichtige Interpretation und Diskussion der Aussagen in Rückkopplung an die in Teil I aufgezeigten theoretischen Hintergründe statt.

### 17.1 Das Erleben der Zusammenarbeit mit den Schülern

Die Arbeit des Praxisanleiters gründet auf der Begleitung und Beschäftigung mit einem Lernenden in der Berufspraxis. Für alle befragten Praxisanleiter hatte die Begleitung von Schülern höchste Priorität; andere lernende und anzuleitende Personen wie Praktikanten, FSJ'ler, neue Mitarbeiter oder Weiterbildungsteilnehmer waren für die Arbeit der Teilnehmer von geringerer Bedeutung, zumal hier auch die Begleitungsfrequenz deutlich geringer ausfiel. Entsprechend finden sich in der Darstellung der Ergebnisse nur Aussagen zur Schülerbegleitung. Eine Übertragbarkeit auf andere anzuleitende Personen ist jedoch nach Ansicht der Forscherin möglich.

Wie viele Schüler durchschnittlich zu betreuen sind, konnte von den meisten Befragten nicht exakt angegeben werden. Während die einen nur gelegentlich Schüler auf ihrer Station begleiten, kümmern sich die anderen häufig um mehrere Schüler gleichzeitig.

Auf die Frage hin, inwiefern die Schüler mit konkreten Erwartungen und Ansprüchen an die Praxisanleiter herantreten, äußerten die meisten Befragten, dass die Schüler durchaus konkrete Erwartungen an sie stellen und diese im Laufe der Jahre gestiegen seien:

> „früher, also vor nen paar Jahren war das noch nicht so, dass sie Forderungen stellen. Aber ich denke, die Schüler werden mit der Zeit auch selbstbewusster und haben gewisse Ziele und Forderungen an den Praxisanleiter -..- die ähm haben auch Forderungen an die Person, also dass halt Kritik geäußert wird und ähm ... Is halt sehr häufig so. Und äh dass man halt ne gute Anleitung sich wünschen. Ja und dann halt situativ, was sie halt gerne hier sehen wollen. Da sind schon ... also die Forderungen sind schon, wenn ich dann mal rückblicke, schon ... nen bisschen konkreter ...geworden." (1,8,1-10)[129]

Auch eine andere befragte Person äußerte sich in ähnlicher Weise und zeigte dabei Verständnis für den Anspruch der Schüler:

> „Die Ansprüche werden größer. ... Ich meine, mit Recht .. es gehört zu ihrer Ausbildung dazu, ne" (4,5,31-32)

In einem Interview wurde allerdings auch deutlich, dass die Erwartungen seitens der Schüler erst vom Praxisanleiter selbst geschürt werden müssen.

Die Befragten bemerken durch ihre Tätigkeit als Praxisanleiter ein verändertes Rollenverständnis, welches die Umgebung, insbesondere die Schüler, ihnen entgegenbringen. Zwar wünschen sie sich grundsätzlich ein kollegiales Verhältnis, doch spüren sie, dass ihnen ein anderer Status zugeschrieben wird, wie folgende Aussage verdeutlicht:

> „Also ich seh ne Veränderung von äh vom Mentor zu Praxisanleiter auf jeden Fall. Also ähm ... .. wie soll ich das erklären? ... ... Ja, die denken irgendwie, ich bin irgendwie wat (...)Höheres oder hier was ein Praxisanleiter sagt, das gilt auf jeden Fall. Was nen Mentor sagt, ja mein Gott, kann man sich zwar anhören, aber wenn der Praxisanleiter sagt, das ist richtig (...)" (6,5,26-30)

---

[129] Die Kennzeichnung der Analyseeinheit erfolgte in der Reihenfolge Interviewnummer , Seite, Zeile

Das man als Praxisanleiter nicht nur Kollege ist, sondern auch die Rolle des Prüfers einnimmt und damit die Zukunft einer Person mitbestimmt, ist für eine der befragten Personen ein schwieriger Part ihrer Tätigkeit.

Mehrere Befragte machen Aussagen zur Arbeitsintensität der Schülerbetreuung. Interessant war die Aussage, dass der Umfang der Anleitungstätigkeiten teilweise nicht bewusst wahrgenommen wird:

> *„(...)...das ist eigentlich ja ziemlich viel noch, was man so als Praxisanleitung macht.. ist einem gar nicht mal so bewusst..."* (1,3,8-16)

In den Interviews wurde deutlich, dass Schüler zur Aufrechterhaltung der Stationsroutine einen wesentlichen Beitrag liefern. Die Praxisanleiter berichteten, dass sie gerade die Einarbeitungszeit der Schüler anstrengend fänden, da die Schüler sie selbst in der Zeit bei den anfallenden Arbeiten auf der Station noch wenig unterstützen können. Ist der Schüler dann jedoch in den Stationsablauf eingearbeitet, ist er eine wichtige Unterstützung für das Team. Dies empfinden die Praxisanleiter als hilfreiche Stärkung:

> *„ist halt einfach dann gut zu tun und ... was wir dann schaffen, das freut mich dann natürlich. Das wird (lacht) meist meistens auch (lacht) weil ich dann einfach dann noch mehr schaffen kann, wenn ich dann noch Schüler hab, der wirklich mitmacht und das auch dann erkennt, dass das dann so is. Das is .. immer so 'n bisschen ... stärkt so'n bisschen."* (1,11,13-16)

Die Zusammenarbeit mit den Schülern wurde von den befragten Interviewpartnern zumeist als schön bezeichnet, insbesondere, wenn die Schüler auch Interesse zeigen:

> *„Ja es kommt immer auf den Schüler an, ne. Es kommt drauf an, was die sich dann vorstellen, was die für Vorerfahrungen haben. Und ich mein, jetzt mach ich ja viel mit Kinästhetik. Und gerade da macht's mir halt auch Spaß, wenn die Interesse haben."* (3,1,9-14)

Allerdings wurden auch Schwierigkeiten offenbart: In einem Interview wurde der schwierige Umgang mit Schülern beklagt, die wenig Interesse zeigen bzw. für sich selbst keine Lernmöglichkeiten auf der Station sehen, da sie glauben, „alles zu können". Das so signalisierte Desinteresse schien die Praxisanleiterin zu belasten.

Eine andere Schwierigkeit wurde in wenig dankbaren bzw. sehr fordernden Schülern gesehen, die für die Belange der Station wenig Verständnis zeigen. Hierbei empfand sich die Praxisanleiterin zwischen verschiedenen Ansprüchen hin und her gerissen, wie folgendes Zitat verdeutlicht:

> *„Und wenn das nicht funktioniert sind auch viele Schüler die sich wirklich unten beschweren gehen im Bildungszentrum dann. ...Ehm, man kann es ihnen nur erklären und sie sagen dann ja weiß ich, aber (`) ich hab en Anspruch darauf, kommt dann gleich immer hinter her .. ja un dann steht man natürlich da. Man will dem Anspruch gerecht werden, aber, es geht nicht. Von der Station her ist es dann nicht möglich."* (4,5,1-6)

Diese hier anklingende Schwierigkeit der Unvereinbarkeit zwischen Anforderungen in der Patientenversorgung und der Schülerbegleitung, mit denen sich die Praxisanleiter konfrontiert sehen, wird an dieser Stelle nicht vertieft, da sie unter der Rubrik „Probleme" ausführlicher behandelt wird.

Für die Kategorie „Zusammenarbeit mit den Schülern" kann festgehalten werden, dass die Praxisanleiter in der Interaktion mit den Schülern sowohl positive als auch negative Erlebnisse und Erfahrungen schildern.

Praxisanleiter erleben, dass Schüler ihnen in der Regel mit klaren Erwartungen und Anforderungen, insbesondere hinsichtlich gewünschter Lernziele gegenübertreten. Zudem erleben sie seitens der Schüler eine andere Rollenzuschreibung, als die, die sie als „normale Pflegekraft" erleben. In ihrer Wahrnehmung haben sie bei den Schülern einen anderen Status als ihre Kollegen. Dies mag daran liegen, dass sie als Praxisanleiter Schülerleistungen beurteilen sowie als Prüfer in Erscheinung treten und somit in einer hierarchischen Distanz zu den Schülern stehen. Diese veränderte Rolle kann im Arbeitsalltag als schwierig erlebt werden.

Die Praxisanleiter erleben Schüler als notwendige Hilfs- und Arbeitskräfte auf der Station, die zur Aufrechterhaltung der Stationsroutine notwendig sind. Inwiefern diese notwendige Mitarbeit der Schüler im Stationsalltag zu Ungunsten von Ausbildungserfordernissen geht, darf in Frage gestellt werden. Parallel ist hier auf die Aussagen von MAMEROW in Abschnitt 10.2.2.5 zu verweisen.

Belastend empfinden Praxisanleiter die Zusammenarbeit mit solchen Schülern, die wenig Interesse signalisieren und/oder ihre eigenen Ansprüche über die der Station setzten.

Die Interaktion zwischen Praxisanleiter und Schüler empfinden die Befragten primär gut. Ein Spannungsfeld oder deutliche Belastungsfaktoren sind nicht zu erkennen.

Diese Erkenntnisse decken sich mit den Aussagen, die unter 10.2.2.1 aus der Literatur zusammengetragen wurden.

### *17.2 Das Erleben der Zusammenarbeit mit den Patienten*

In den verschiedenen Interviews wurden die Praxisanleiter danach gefragt, inwiefern der Patient Einfluss auf die Anleiter-Tätigkeit nimmt. Hierbei zeigte sich, dass die befragten Personen keinen Einfluss feststellen oder positive Reaktionen wahrnehmen, wie folgende Zitate belegen:

> *„Aber ehm .. in der Regel gab`s da nie Konflikte eigentlich. Also da hat auch nie ein Patient mal was gesagt."* (5,6,23-24)

> *„Die finden's ganz toll, wenn ich da mit nem Schüler am Patienten, also an dem dann, arbeite. Die finden's total interessant. Ähm, also ich hab bis jetzt eigentlich immer nur äh positive Rückmeldungen."* (6,7,14-17)

Es wurde auch dargestellt, dass im Rahmen einer geplanten, umfangreichen Anleitung der Patient zeitintensiver betreut wird, als dies im regulären Arbeitsablauf möglich ist, der Patient insofern sogar von der Anleitung profitiert:

> *„wir nehmen uns dann viel mehr und viel intensiver für den Patienten Zeit. Ob's Waschen is, ob's ne Grundversorgung is oder sonst irgendwas. Dat äh empfindet der eigentlich als total positiv."* (6,7,18-20)

In allen Gespräche klang durch, das die Patientenversorgung der Schülerbetreuung voran gestellt wird.

Es ist somit zu konstatieren, dass Praxisanleiter die Zusammenarbeit mit den Patienten weder als spannungsgeladen noch als belastend empfinden.

Die in Abschnitt 10.2.2.2 erwarteten Schwierigkeiten und möglichen Belastungen, die sich aus dem Doppelauftrag Patientenversorgung und Schülerbetreuung ergeben, konnte an dieser Stelle in den Interviews nicht aufgedeckt werden. Das die von der Untersucherin vermutete Problematik dennoch vorhanden ist, wurde an anderen Stellen in den Interviews deutlich. Hier wird ausdrücklich auf die Ausführungen zu Problemen und Schwierigkeiten im Praxisanleiter-Alltag verwiesen, die in Abschnitt 17.7 ausführlich thematisiert werden.

### *17.3 Das Erleben der Zusammenarbeit mit den Kollegen*

Die Probanden wurden gefragt, wie sie die Zusammenarbeit mit ihren Kollegen im Arbeitsalltag erleben. Hierbei interessierte insbesondere, in wiefern sie sich in ihrer Anleiter-Tätigkeit unterstützt und getragen fühlen, oder welchen Schwierigkeiten sie sich gegenübergestellt sehen.

In mehreren Interviews wurde deutlich, dass Kollegen die Verantwortung für die Begleitung von Schülern auf die Praxisanleiter abschieben. Beispiel:

> *„Also nach dem Motto die Praxisanleiter kommen ja und die sind ja dafür zuständig, dass der Schüler angeleitet wird. Dass sich manche Stationen und manche Kollegen vielleicht einfach nicht mehr verantwortlich fühlen." (3,9,30-32)*

Als Gründe dafür gaben die befragten Praxisanleiter zum einen eine enorm gestiegene Arbeitsbelastung an, so dass die Kollegen froh seien, sich nicht zusätzlich um die Belange der Schüler kümmern zu müssen. Zum anderen scheinen insbesondere ältere Kollegen nach einer gewissen Berufserfahrung nicht mehr die nötige Motivation dafür aufbringen zu können. So erläutert ein Studienteilnehmer:

> *„(...)... denken sich irgendwann auch „Wieder den gleichen Mist erzählen, (lachend) lass das mal jemand anders machen". (2,3,12-19)*

Neben der bereits erwähnten Abschiebung der Verantwortung erleben Praxisanleiter auch zum Teil eine geringe bisweilen absolut fehlende Unterstützung für ihre Tätigkeit. Dies äußert sich in Desinteresse oder auch in versteckter Kritik an ihrer Anleitungstätigkeit.

So äußerte sich eine Teilnehmerin folgendermaßen:

> *„Nur dann hat man eben diese Phänomen, dass dann Kollegen sind,.. ich mein die interessieren sich ja überhaupt nicht dafür"* (4,6,21-22)

In einem anderen Interview wurde gesagt:

> *„Also ich krieg das gar nich mehr irgendwann nicht vorgehalten oder sonst irgendwie ... Zwischen den Zeilen spür ich das"* (6,4,25-30)

Ausgangspunkt für diese Spannungen scheint die Gleichzeitigkeit von Mitarbeit des Praxisanleiters in der Patientenversorgung und Schülerbegleitung innerhalb einer engen personellen Schichtbesetzung zu sein. Hier empfinden sich die Praxisanleiter zwischen den Erwartungen der Kollegen und den Bedürfnissen der Schüler hin und her gerissen. Folgendes Zitat unterstreicht dieses Empfinden:

> *„wenn dann zum Beispiel hier viel zu tun is, dass die Kollegin hier sagen ne: „Hier..." Also denken sich wahrscheinlich: „Ja, komm kann die das nicht schneller machen alleine... Muss sie sich jetzt Zeit für die Schülerin nehmen?" Also, dieser Zwiespalt!"* (6,8,13-16)

Um der Konfrontation aus dem Weg zu gehen, hat eine Teilnehmerin ihren eigenen Weg gefunden:

> *„ja man macht das also zusätzlich beim normalen Tagesgeschäft noch dabei, und weil das nicht geht, macht man es dann in der Freizeit. Um mit den Kollegen besser zurecht zu kommen, damit die nicht verärgert sind"* (4,7,18-20)

Aus diesen Aussagen lässt sich ableiten, dass die Interaktion zwischen Praxisanleiter und den Kollegen auf der Station nicht unproblematisch verläuft. Aufgrund unterschiedlicher Interessen und Gewichtungen scheint sich der Praxisanleiter in einem als Belastung empfundenen Spannungsfeld zu befinden. Es finden sich mehrere Aspekte wieder, die auch in Teil I bereits problematisiert wurden. So wurde auf die Abschiebung der Verantwortung für Anleitung bereits unter 8.3 hingewiesen.

In den Interviews kamen aber auch positive Aspekte der Zusammenarbeit zur Sprache:

Zum einen schreiben Kollegen mit mehrjähriger Berufserfahrung den Praxisanleitern offensichtlich in speziellen Fachfragen besondere Kompetenz zu, wie folgendes Zitat belegt:

> „jetzt ähm besonders von älteren Kollegen die schon ein bisschen länger dabei sind ähm, die sagen oft ‚Dat is schon lang her, hat sich schon so viel verändert, frag mal die ▇ oder die die die Mentoren halt allgemein'. Das passiert schon" (6,5,3-6)

Zum anderen erfahren Praxisanleiter auch Unterstützung und Interesse an der Tätigkeit. So berichtet eine Teilnehmerin:

> „(...)Also das ist einfach nen Team und das merkst du und das ist ... jeder leitet halt einfach an. Also das ist wirklich ne Station, wo jeder anleitet, wo jeder Interesse dran hat." (3,5,12-14)

Sind Praxisanleiter anderweitig mit einem Schüler beschäftigt, zum Beispiel im Rahmen eines Gespräches, so übernehmen derweil Kollegen die anfallenden Aufgaben in der Patientenversorgung wie dieses Zitat verdeutlicht:

> „das jemand da noch mal auf Patienten aufpasst, dass is ... dass is echt ähm gut organisiert auf der Station." (1,6,23-24)

Das oben beschriebene Spannungsfeld erhält durch die zuletzt dargestellten Aussagen eine Relativierung. Auch in einer quantitativen Betrachtung ist festzustellen, dass mehr Studienteilnehmer in ihrer Arbeit durch die Kollegen unterstützt werden, als das sie negative Reaktionen erleben müssen. Dennoch können die negativen Empfindungen der Praxisanleiter nicht unbeachtet bleiben. Die von den Praxisanleitern hier problematisierten Aspekte decken sich mit Aussagen, die beispielsweise bei der Praxisanleiter-Tagung Rheinland-Pfalz 2009 ebenfalls bemängelt wurden und in Abschnitt 10.2.2.3 näher beschrieben sind. Die mangelnde Unterstützung der Praxisanleiter in Form von Abschiebung der Verantwortung, Desinteresse oder subtiler Kritik ist als ein eindeutiger Belastungsfaktor an dieser Stelle festzuhalten.

## 17.4 Das Erleben der Zusammenarbeit mit der Schule

In den Interviews wurden die Teilnehmer nach ihrer Meinung zur Zusammenarbeit mit der Schule befragt. Hierbei zeigte sich, dass eine Zusammenarbeit mit der Schule grundsätzlich als elementar angesehen und in der Regel auch für gut befunden wird. Der Kontakt zur Schule ist nur in Ausnahmefällen regelmäßiger Natur, jedenfalls berichtete nur eine Teilnehmerin davon, in dem sie sagte:

> *„Aber jetzt halt also … seit diesem Jahr machen wir es halt intensiv …. Also ich muss sagen, da läuft das halt jetzt sehr gut, dass wir wirklich einmal im Monat jetzt nen Treffen machen unter uns und wirklich einfach auch was erarbeiten und uns über Schüler austauschen über Probleme"* (3,6,31-33)

Vielmehr wird der Kontakt zur Schule primär bei Problemen mit Schülern gesucht. Exemplarisch dafür steht diese Aussage:

> *„sei es, dass ich äh mit nem Schüler Probleme hab, dann tret ich halt äh in telefonischen Kontakt mit dem ■ unsere Schule und äh die unterstützen eigentlich einen auch als Praxisanleiter."* (1,8,17-21)

Die Mehrzahl der Praxisanleiter äußerte sich positiv über die Zusammenarbeit und fühlt sich von Seiten der Schule unterstützt. Eine Teilnehmerin berichtete auch über die Möglichkeit der Mitarbeit an Projekten oder Fortbildungen, sofern sie daran Interesse habe. Dies zeugt von einer Anerkennung und Wertschätzung der Leistungen des Praxisanleiters, sofern diese zusätzliche Arbeit als Arbeitszeit definiert wird und nicht als freiwillige Zusatzaufgabe, die in der Freizeit zu absolvieren ist.

Die Befragten machten auch Angaben zu den ihrerseits empfundenen Anforderungen, welche die Schule an sie richte. Dabei wurde insbesondere die Erwartung beschrieben, dem Schüler Raum für Lern- oder Praxisaufgaben einzuräumen. Hier fühlen sich die Praxisanleiter verpflichtet, die Schüler insbesondere organisatorisch zu unterstützen, wie folgende Textstelle belegt:

> *„Und ähm von der Station her als Praxisanleiter bin ich dann so gefordert dass ich die Schüler da unterstütze, dass ich jetzt halt ermögliche, auch zeitmäßig ermögliche, den Auftrag äh vorzubereiten oder auszuarbeiten"* (6,6,11-14)

Ein Proband bemängelte die geringe Bindung zur Schule. Er wünschte sich eine effektivere, besser strukturierte Zusammenarbeit mit der Schule:

> „nee, es läuft alles sehr locker... Aber das is dann trotz allem dann noch nen Stück zu lax. Also das müsste doch nen bisschen hier und da besser organisiert sein" (2,9,1-5)

Deutliche Schwierigkeiten in der Zusammenarbeit zeigten sich in einem Gespräch. Hier beschrieb die betreffende Person, sich von der Schule unter Druck gesetzt zu fühlen, bestimmte Aufgaben ausführen zu müssen, für die sie sich nicht in der Lage sähe. Konkret ging es um das Schreiben von Zeugnissen für Schüler, mit denen sie aufgrund entsprechender Dienstplangestaltung nur wenig zusammengearbeitet hatte. Auch berichtete sie davon, sich für Beurteilungen in der Schule rechtfertigen zu müssen, was sie ebenfalls kritisch anmerkte:

> „Dann gehen die natürlich in die Schule und beschweren sich, dann kann man dann da nun wieder unten antraben und kann sich dann wieder rechtfertigen warum man da so nen Zeugnis geschrieben hat ... is natürlich dann auch nich so ganz toll." (4,7,1-3)

Die Zusammenarbeit mit der Schule kann aus Sicht der Praxisanleiter im Regelfall als neutral bis gut bezeichnet werden. Zwar findet kaum ein regelmäßiger Austausch über Entwicklungsschritte einzelner Schüler statt, doch fühlen sich die Praxisanleiter von der Schule insbesondere in schwierigen Situationen unterstützt.

Von einzelnen problembehafteten Kooperationen abgesehen, lässt sich die Interaktion zwischen Praxisanleiter und Schule als nicht spannungsgeladen charakterisieren. Diese Feststellung trifft mit den Vorannahmen aus Abschnitt 10.2.2.4 überein. Jedoch darf dabei nicht außer Acht gelassen werden, dass eine wie oben beschriebene Konfliktsituation im Einzelfall für den betreffenden Praxisanleiter zu einer bedeutenden Belastung führen kann. Diese Belastung wiegt umso schwerer, wenn andere Interaktionspartner den Praxisanleiter in seiner Tätigkeit ebenfalls wenig oder gar nicht unterstützen, wie es hier durch eine mangelhafte Dienstplangestaltung seitens des Vorgesetzten der Fall zu sein scheint.

## 17.5 Das Erleben der Zusammenarbeit mit dem Vorgesetzten

Die Zusammenarbeit mit den Vorgesetzten erleben die befragten Praxisanleiter sehr unterschiedlich. In den Interviews beschrieben die Gesprächspartner, welchen Erwartungen sie sich ausgesetzt fühlen. Hier waren ergebnisorientierte Erwartungen von negativ gefärbten Erwartungen abzugrenzen.

Einige Praxisanleiter berichteten, dass ihre Stationsleitungen klare Erwartungen an sie artikulieren. So wollen diese zum Beispiel über den Entwicklungsstand einer in Einarbeitung befindlichen Person informiert werden:

> „halt dass äh die Gespräche regelmäßig stattfinden und die Feedbacks an die Stationsleitung, ob derjenige für Intensiv geeignet ist oder nich". (1,4,25-26)

Auch wird erwartet, dass alle notwendigen organisatorisch-administrativen Aufgaben im Zusammenhang mit der Schülerbegleitung ausgeführt werden, wie diese Aussage verdeutlicht:

> „Das ich mich auch wirklich drum kümmere, auch um die ganzen ähm schriftlichen Sachen. Nicht, dass ich nur anleite und zeige und ähm eben dabei bin, sondern einfach nur auch wie gesagt die ganze Dokumentation, die auch so mit dazugehört" (6,3,26-29)

Davon grenzen sich als negativ zu betitelnde Erwartungen seitens der Stationsleitungen ab. Mit negativen Erwartungen sind Erwartungen gemeint, die nicht von Anerkennung oder Wertschätzung der Arbeit des Praxisanleiters zeugen. Ein Proband drückt es folgendermaßen aus:

> „(Die Stationsleitung - CK) erwartet, dass sie davon nich viel mitkriegt und dass das einfach läuft." (2,9,16-17)

Drastischer drückt es Interviewpartnerin Funt aus indem sie sagt:

> „dem (Stationsleiter - CK) ist das glaub ich hab ich das Gefühl ganz egal." (5,4,27-28)

und fügt an:

> „Das ist halt gut das Schüler hier sind aber das er mich dazu braucht oder Praxisanleiter dazu braucht dass Schüler überhaupt eingesetzt werden dürfen das merkt er weiß er glaub ich gar nicht." (5,4,28-30)

Aus diesen Aussagen lässt sich neben dem Gefühl mangelnder Anerkennung gegenüber der Tätigkeit, auch eine gewisse Frustration und Resignation der betreffenden Anleiterin herauslesen. Vorstellbar ist, dass solche Gefühle im Verlauf der Zeit wiederum zu Konsequenzen, wie bspw. dem Niederlegen der Praxisanleiter-Tätigkeit führen können.

Offensichtliches Desinteresse der Stationsleitung an der Arbeit und an den Belangen des Praxisanleiters klingt auch aus folgendem Kommentar heraus. Auf die Frage, mit welchen Erwartungen die Stationsleitung ihr entgegentritt, antwortet die Person:

> „Das ich meine Arbeit mache, .. als Krankenschwester hier auf der Station und das (anleiten - CK) nebenbei irgendwie erledige, am besten in meiner Freizeit." (4,4,13-14)

Allerdings beschreiben nicht alle Probanden die Zusammenarbeit hinsichtlich Praxisanleitung mit dem Vorgesetzen als so schwierig. Durchaus erfahren Praxisanleiter auch Unterstützung seitens der Stationsleitung, und zwar dahingehend, dass ihnen für geplante Anleitungen Zeit eingeräumt/eingeplant wird. Auffällig dabei ist, dass es sich bei diesen geplanten Anleitungen um sehr zeitintensive Anleitungen zur Vorbereitung auf eine Prüfung handelt, wie dieses Zitat verdeutlicht:

> „wird im Dienstplan als Plan eigentlich wieder eingetragen wenn es sowas großes ist irgendwie Zwischenprüfung oder sowas. Da hab ich ja wirklich einen Tag vorher oder zwei Tage vorher wirklich Zeit mit dem Schüler." (6,2,7-9)

Auch in der folgenden Aussage ist ersichtlich, dass gewisse Anleitungen nach Rücksprache mit der Stationsleitung planbar sind:

> „so Pflegetätigkeiten kann man natürlich im .. weitesten Sinne planen oder jetzt Anleitung bzw. Vorbereitung fürs Zwischen-examen geh ich schon hin und red mit meiner Stationsleitung, dass ich gerne wache Patienten hätte und in der Zentrale eingesetzt werden möchte für die Schülerin oder für 'n Schüler, dass der sich halt ähm drauf vorbereiten kann, jemanden selbstständig zu betreuen." (1,7,18-23)

Zieht man aus diesen Aussagen einen Umkehrschluss, so ist anzunehmen, dass weniger umfangreiche Anleitungen, also solche, die geringere zeitliche und/oder inhaltliche Dimensionen aufweisen, nicht geplant werden. Zumindest halten die Praxisanleiter für solche Anleitungen nicht mit der Stationsleitung Rücksprache.

Inwiefern Praxisanleiter in ihrem Arbeitsalltag überhaupt Zeit für Anleitungen finden und diese auch planen wird unter 17.7.1 tiefer gehend thematisiert.

Die in Abschnitt 10.2.2.5 dargestellte Ambivalenz der Stationsleitung, Praxisanleitung und professionelle Pflege gleichermaßen zu fördern, lässt sich in den Aussagen der Studienteilnehmer nicht erkennen. Aus Sicht der Befragten, fühlen sie sich von der Stationsleitung in ihrem Arbeitsalltag oftmals nicht hinreichend unterstützt. Diese fehlende Unterstützung und die damit empfundene mangelnde Anerkennung ihrer Leistungen werden von den befragten Praxisanleitern als eher belastend empfunden, das Verhältnis ist in Teilen angespannt.

Hat eine Stationsleitung aufgrund eines engen Personalschlüssels der Abteilung beispielsweise keine Möglichkeiten, den Praxisanleiter sichtbar zu unterstützen, etwa durch die Einplanung einer Anleitung im Dienstplan, so wäre doch zumindest eine verbale Anerkennung, ein Lob oder ähnliches, ein probates Mittel, die Arbeit des Praxisanleiters wenigstens minimal wertzuschätzen.

## 17.6 Der eigene Anspruch

Mit Blick auf das Thema dieser Studie, war es bedeutsam, die Praxisanleiter auch nach ihren eigenen Ansprüchen an ihre Tätigkeit zu befragen. Weiß man über die persönlichen Ansprüche der Menschen an ihre Arbeit, so kann man besser nachvollziehen, inwiefern eine regelmäßige Nicht-Erfüllung dieser Ansprüche möglicherweise zu einer Belastung führen kann.

Auf die Frage, welche Ansprüche sie an ihre Tätigkeit als Praxisanleiter haben, offenbaren die Befragten vielfach eigene Werte, aber auch Wünsche, wie sie sich die Begleitung von Schülern vorstellen.

Mehrere Interviewpartner betonten, dass man den Schülern gegenüber geduldig sein müsse, wie hier beschrieben:

> *„Und äh das is halt für mich wichtig, dass ich wirklich äh wie soll ich sagen ... Ja ähm mir halt Zeit nehmen und auch viel Geduld mit ihnen haben."* (6,1,30-31)

Wichtig war den Befragten zudem eine angemessene, nicht persönlich angreifende Kritik der Schüler, wenn diese Fehler gemacht haben. Gleichzeitig äußerte sich eine Interviewpartnerin auch hinsichtlich ihrer eigenen Fehlbarkeit. Ihr ist das Eingestehen eigener Schwächen wichtig, da es im Endeffekt auch der Sicherheit des Patienten dient. Im Gespräch sagt sie:

> *„aber durchaus auch ziemlich Schwächen zeigen kann, dass man nicht sagt, ich bin jetzt hier perfekt, weil wenn ich irgendwas nich kann und was lang nicht gemacht hab, sag ich das auch und hol mir halt noch mal nen Arzt dazu oder ne andere Schwester".* (3,2,12-14)

Wie ein roter Faden zog sich durch fast alle Interviews die Einstellung, dass man als Praxisanleiter lernwillig, bestrebt sein muss, sich fortzubilden und auf dem neusten Stand des Wissens sein sollte. Lernen hat somit für die Befragten eine sehr große Bedeutung. Als Grund dafür nannte ein Teilnehmer die Kommunikationsfähigkeit gegenüber den Schülern:

> *„Also ich achte immer drauf dass ich so mit auf dem neusten Stand bin auch wegen der Kommunikation mit den Schülern dann."* (4,2,5-6)

Neben der fachlichen Kompetenz sind den Befragten auch personelle und sozial-kommunikative Fähigkeiten wichtig:

> *„(...) sondern du sollst auch äh was vermitteln können, sag ich mal. Menschlich gesehen und fachlich gesehen, dass find ich viel wichtiger"* (2,5,17-19)

Eine Teilnehmerin äußerte sich zudem dahin gehend, dass sie bestrebt sei, ihre eigenen Fähigkeiten im Bereich Anleitung weiter zu verbessern, es *„perfekter"* (5,7,13-16) machen zu wollen.

Der Faktor Spaß bzw. Spaß haben wurde ebenfalls von mehreren Teilnehmern angesprochen. Vielen sind Spaß und Freude bei der Arbeit mit den Schülern wichtig.

Eine Teilnehmerin äußerte, dass die Schüler sich in ihrem Einsatz auf der Station wohl fühlen sollten, sich gut aufgehoben fühlen und an dem Einsatz Spaß haben sollten. Schüler, die auf der Station einen guten Einsatz verlebten, stünden nach der Ausbildung möglicherweise als examinierte Kraft dem Team zur Verfügung:

> *„ich will auch dass die irgendwie mit Spaß an der Sache dabei sind und das irgendwie auch mitkriegen und merken das is ne tolle Station da kann ich mir zum Beispiel vorstellen nach dem Examen zu arbeiten."* (5,1,22-25)

Dieser Gedanke ist auch vor dem Hintergrund interessant, dass in den kommenden Jahren aufgrund der weiterhin geringen Attraktivität des Pflegeberufes sowie dem Eintritt der geburtenschwachen Jahrgänge ins Berufsleben, ein enormer Fachkräftemangel in der Pflege zu erwarten ist. In Anlehnung an diese Problematik ist auch an die in Kapitel 6.0 beschriebenen Veränderungen in der Kliniklandschaft, wie sinkende Anzahl Pflegekräfte bei steigender Arbeitsintensität, noch einmal in besonderem Maße zu erinnern.

Mehrere der befragten Personen äußerten, dass sie das Modell des doppelten Aufgabengebietes aus Patientenversorgung und Schüleranleitung im Rahmen ihres Mitarbeiterstatus eines Stationsteams als grundsätzlich optimal ansehen. Auf der eigenen Station sind ihnen sowohl die Abläufe als auch die Patienten bestens bekannt. Freigestellten Praxisanleitern, die nicht in einem Stationsteam integriert sind, unterstellen sie eine gewisse Praxisferne. Eine interviewte Person beschreibt ihre Vorstellung von einem „guten" Praxisanleiter so:

> *„Im Prinzip macht das glaub ich aber den guten Praxisanleiter zum Beispiel nicht aus, dass du dann von 40 bis 67 (Jahren - CK) nur noch Anleitungen machst. Ich glaub, aus der Praxis raus, so wie's der Name auch so impliziert ..Praxisanleiter. Ist schon wichtig, dass man nah dran bleibt und irgend so 50/50-Konstellation fände ich zum Beispiel wäre, dass man 50 % (der Arbeitszeit - CK) Anleitungen macht, 50 % äh die äh normalen Aufgaben auf Station .. dann glaub ich kann man zu dem werden, was hoffentlich nen guten Praxisanleiter ausmacht. Dass du wirklich einerseits ... schon das korrekte Vorgehen von irgendwelchen Pflegehandlungen vermittelst, aber wirklich praxisnah,"* (2,3,32-2)

Hier gehen die Aussagen der Interviewten mit den Vorannahmen in Teil I nicht konform. Während unter 7.3 die Verortung des Praxisanleiters auf einer Station als problematisch angesehen wurde, empfinden die befragten Praxisanleiter diese Organisationsstruktur als grundsätzlich positiv. Schwierig dabei bleibt - wie später noch deutlich ersichtlich - eine entsprechende zeitliche bzw. quantitative Teil-Befreiung von verantwortlichen Aufgaben in der Patientenversorgung.

Die Befragten nannten schließlich auch emotional gefärbte Werte, die ihnen für die Arbeit mit den Schülern wichtig sind. Auf die Frage, welche Eigenschaften einen guten Praxisanleiter ausmachen, antwortete eine Interviewte, ein guter Praxisanleiter müsse

„mit Herz dabei sein" (1,2,6).

Nimmt man alle Aussagen zusammen, so erhält man ein breit gefächertes Bild unterschiedlicher Ansprüche, die die Praxisanleiter an ihr eigenes Handeln stellen. Hierbei sind vor allem Fachkompetenz, sozial-kommunikative Fähigkeiten und Eigenschaften wie Geduld, Lernbereitschaft, Freude an der Aufgabe zu nennen. Manche der dargestellten Werte und Wünsche fanden sich auch als Motivationselemente bei den Praxisanleitern wieder, wie in den Ausführungen unter 17.8 ersichtlich sind.

Wie bereits zu Beginn des Kapitels erläutert, kann das Nicht-Erfüllen der eigenen Ansprüche eine Person unter Druck setzen. Verhindern bspw. Rahmenbedingungen dauerhaft, dass ein Praxisanleiter sich geduldig um einen Schüler kümmern kann, so kann dieser Zustand zu einer Belastung für den Betroffenen werden.

Diese Aussage leitet über zum nächsten Ergebnispunkt, der Schwierigkeiten und Probleme des Praxisanleiter-Alltags aufzeigt.

### *17.7 Probleme im Praxisanleiter - Alltag*

In den Gesprächen mit den Praxisanleitern über deren Alltagserleben offenbarten sich viele Schwierigkeiten und Problematiken, denen die Befragten sich in ihrem Arbeitsalltag gegenübergestellt sehen. Auch wenn diese Probleme sich teilweise in der Interaktion mit den bereits beschriebenen Personengruppen offenbaren, so sind die Ursachen häufig organisationaler Art. Um das Spektrum der Probleme sowie daraus resultierender Konsequenzen ausreichend abzubilden, wurden diese Ergebnisse unter einer eigenen Kategorie zusammengefasst. Wie bedeutsam dieser Teil im Alltagserleben der Praxisanleiter ist, zeigt die Fülle an Aussagen, die in dieser Kategorie zusammengetragen wurden. Ließen sich in den andere Kategorien zwischen zehn bis zwanzig Aussagen in drei bis fünf Unterkategorien einsortieren, fanden sich für den Bereich „Probleme" 70 Aussagen, die in sechs Unterkategorien aufgenommen wurden.

Zur besseren Übersicht wird die Darstellung dieser Ergebnisse sich strenger an den Unterkategorien orientieren als dies bei der Ergebnispräsentation der vorherigen Kategorien erfolgte.

### 17.7.1 Planung

Fehlende oder mangelnde Planung stellt für viele der befragten Praxisanleiter ein großes Hindernis in ihrem Arbeitsalltag dar.

Eine zentrale Aussage war, dass die Dienstplangestaltung wesentlichen Einfluss auf die Möglichkeiten einer Zusammenarbeit mit dem Schüler hat, wie folgendes Zitat belegt:

> *„Die Stationsleitung unterstützt auch nur so mäßig, also es ist häufig genug, dass derjenige Schüler/Schülerin gar nicht in meiner Schicht eingesetzt ist. Das ist schon mal schlecht (bitter lachend). Das könnte man sicher anders machen."* (2,1,11-13)

Die geringe Möglichkeit der Zusammenarbeit hat dann beispielsweise Auswirkungen darauf, dass der Praxisanleiter einen Schüler nicht ausreichend beurteilen kann:

> *„dann haben wir pausenlos Probleme mit den Zeugnissen, .. die Schule fordert von uns also dass wir ein Zeugnis schreiben, und ein richtig detailliertes Zeugnis, ne aber .. wenn ich ne Schülerin hab die drei Wochen Einsatz hier hat oder vier Wochen, und ich habe dann zwei Dienste mit ihr gearbeitet, mh, .. bin ich ehrlich gesagt nicht in der Lage der Schülerin ein vernünftiges Zeugnis zu schreiben."* (4,6,15-19)

Dies wiederum kann zu Diskussions- und Rechtfertigungsbedarf mit der Schule führen und die Beziehung dahin belasten, wie bereits unter 17.4 angedeutet.

Zwei Interviewteilnehmer äußerten, dass die Betreuung mehrerer Schüler gleichzeitig, so wie es in der Abteilung häufig vorkomme, eine Schwierigkeit für sie darstelle, da man sich nicht um alle gleich intensiv kümmern könne. Eine Lösung sieht diese Interviewpartnerin in der Aufteilung der Arbeit auf mehrere Praxisanleiter:

> „ich denk zu zweit ist es einfach noch mal besser zu managen, .. dass man sich dann vielleicht die Sachen auch teilweise ein bisschen aufteilt und .. allein ist es halt schon immer schwierig." (5,4,12-14)

An mehreren Stellen sehen die Praxisanleiter die Ursache ihrer Schwierigkeiten in organisationalen Bedingungen. Insbesondere fühlen sie sich vom Arbeitgeber wenig unterstützt. Deutlich wird dies an Aussagen wie dieser:

> „Weil wie gesagt von von sich aus oder vom Haus her kommt da jetzt wenig, um irgendwie sich um dieses Praxisanleitergeschehen überhaupt Gedanken zu machen. Da ... da ham die keine Lust drauf. Ne, also um da irgendwas zu bewegen, wie son Praxisanleitertag, Bürotag, wie auch immer man das nennen will im Monat regelmäßig treffen." (2,8,6-8)

Auch in einem anderen Interview zeigte sich, dass es ein organisationsinternes Strukturierungsdefizit der Praxisanleitung gibt, die Praxisanleiter sich ihre Arbeit weitgehend selbst managen.

Planung beschäftigt die Praxisanleiter auch in einer weiteren Hinsicht. Die in der Weiterbildung erlernten Anleitungsformen der „Siebensprung-Methode"[130], bereitet Praxisanleitern in der Umsetzung im Arbeitsalltag Probleme. Einerseits ist der Arbeitsalltag vielfach so spontan, oder die zeitlichen Freiräume für Anleitungen im Stationsablauf so eng, dass eine Vorplanung allein aus zeitlichen Gründen Schwierigkeiten bereitet.

---

[130] Die „Siebensprung-Methode" ist ein Instruktionskonzept zum Erlernen psychomotorischer Fertigkeiten und wird häufig als Methode im Konzept des Problemorientierten Lernens (POL) verwendet. (Eigene Aufzeichnungen aus dem Modul EZW M2 TB2 am 5.11.2007, KatHo NRW)

Zum anderen bieten sich Übungseinheiten auch nicht immer in idealer Weise an, wie diese Aussage verdeutlicht:

> *„was du halt auch nicht immer machen kannst, ist wirklich vormachen, zeigen, man muss das immer so gucken: Was kann der Schüler, was hat er schon gemacht? Und dann muss man sich einfach darauf einlassen. Weil du hast ja oft nicht die Möglichkeit, zwei Katheter hintereinander zu legen."* (3,8,29-33)

Hier lässt sich erkennen, dass die Praxisausbildung in der Pflege wie in Abschnitt 10.1 dargestellt, im realen Arbeitsprozess stattfindet, und der Praxisanleiter gefordert ist, entsprechende, individuelle Ausbildungssituationen zu schaffen. Die Planung solcher Ausbildungssituationen ist aufgrund ungünstiger Dienstplangestaltung, fehlender Koordination des Anleitungsgeschehens in der Einrichtung - bei Betreuung mehrer Schüler gleichzeitig - oder aufgrund der Nicht-Wiederholbarkeit bestimmter Lernsituationen erschwert.

### 17.7.2 Freistellung

Unter Freistellung verstanden die befragten Praxisanleiter das Einräumen zeitlicher Ressourcen für die Schülerbetreuung: Zeit, in der sie nicht in die Patientenversorgung bzw. in die Aufrechterhaltung des Stationsablaufs eingebunden sind, sondern Zeit, in der sie einem Schüler etwas zeigen können, Gespräche führen oder administrative Arbeiten erledigen.

In allen Interviews wurden in diesem Bereich deutliche Schwierigkeiten gesehen. Die befragten Praxisanleiter erläuterten, sie machten Anleitungen *„nebenbei"* (2,6,1) oder *„zwischen Tür und Angel"* (5,3,28-29). Durch eine gewisse Prioritätensetzung bzw. Eingriffe in die Arbeitsorganisation versuchen sie jedoch, nötige Freiräume für die Schülerbegleitung zu schaffen. Eine Teilnehmerin beschreibt den Versuch, Zeit für eine Zusammenarbeit mit dem Schüler zu schaffen, folgendermaßen:

> *„Wie strukturiert es sich, eigentlich überhaupt nicht auf der Station, das liegt dadran, mit wem man Dienst hat, wie viel Leute im Dienst sind (Pause) tja und wie man einfach seine Arbeit ein bisschen, Stückchen abschiebt dann an andre Kolleginnen, kannste mir vielleicht das mal abnehmen, damit ich mal ein bisschen mit der Schülerin was zusammen machen kann. (räuspert sich) oder eben schnell es zu machen, damit man das andere auch noch erledigt kricht. .. Also Freiräume haben wir gar keine."* (4,2,31-4)

Während Praxisanleiter Schüler in ihrem Einsatz begleiten, sind sie als volle Arbeitskraft auch in der Patientenversorgung eingeplant. Insbesondere zeitintensive Anleitungssequenzen sind für sie daher vielfach nicht möglich:

> „Aber nicht dass ich mich dann da raus zweige und sag wir machen jetzt ne Stunde Verbände und gucken dann ganz in Ruhe... Ne, dass mach ich in der Regel auch nicht. Weil ich glaub das würde absolut auch nicht funktionieren hier leider. .. Wegen dem weiterlaufenden Stationsbetrieb und weil`s einfach auch nicht möglich ist." (5,6,5-9)

In Aussagen, die die mangelnde Bereitstellung zeitlicher Ressourcen für Anleitung thematisierten, ließ sich, wie unter 17.7.1 bereits angedeutet, feststellen, dass Praxisanleiter methodisch sehr auf die „Siebensprung-Methode" als Anleitungsmethode fixiert sind:

> „Was man dann nich im Rahmen nach in Anführungszeichen ‚korrekten Anleitungen` macht, sondern so wie früher auch -man äh bespricht das kurz mit dem Schüler und einigt sich darauf, wer was wie macht und macht es dann einfach, weil es die Situation auch so erfordert, ne. ... . Das heißt, es finden nach wie vor zu viele Anleitungen statt, die eben nicht so sind, wie der Schüler sich das normalerweise ne ... verlangen könnte." (2,6,13-21)

Andere Formen der Anleitung, wie beispielsweise der „Cognitive-Apprenticeship-Ansatz"[131] scheinen Praxisanleiter weitgehend unbekannt zu sein.

Grundsätzlich kann man den gesamten Aussagen entnehmen, dass Praxisanleiter in ihrem Arbeitsalltag eine Freistellung für Anleitungstätigkeiten vermissen. Zudem ist festzustellen, dass die Handlungskompetenz der Praxisanleiter methodisch auf die „Siebensprung-Methode" beschränkt ist. Hier könnte eine Analyse der Praxisanleiter-Weiterbildung erhellend sein, inwiefern andere Anleitungs-methoden in den jeweiligen Lehrgangsplanungen überhaupt thematisiert werden.

---

[131] Der „Cognitive-Apprenticeship-Ansatz" ist eine interaktive Lernmethode, basierende auf der traditionellen Meister - Lehrlings - Lehre und bietet sich zur Bewältigung komplexer Situationen an. (Eigene Aufzeichnungen aus dem Modul EZW M2 TB2 am 5.11.2007, KatHo NRW)

### 17.7.3 Zeit

Zeit war ein Stichwort, welches in allen Interviews problematisiert wurde. Die Befragten äußerten sich mehrfach dahingehend, dass sie „keine Zeit" (4,1,4) für ihre Aufgaben hätten und sich im Gegenzug mehr Zeit für die Schüler wünschten. Dabei setzen sie sich ihrer Meinung nach vehement dafür ein. Auffällig ist, dass drei Interviewpartner in dem Zusammenhang von „Kampf" sprachen:

> „Zeitproblem absolut ..... deswegen ... ist so ein kleiner Kampf hier, leider." (5,1,12-15)

Diese drastische Wortwahl kann als Indiz für das hohe Engagement gewertet werden, mit dem die Praxisanleiter versuchen, dem Anspruch an eine gute praktische Ausbildung gerecht zu werden.

### 17.7.4 Kompensation

Um eine ihrer Vorstellung von guter Praxisausbildung entsprechende Begleitung der Schüler zu realisieren, zeigen die befragten Praxisanleiter sich sehr engagiert. Vier Interviewpartner berichteten, Anleitungen auch in der Freizeit zu absolvieren, damit diese überhaupt stattfinden können, wie folgende Aussage belegt:

> „ich komm dann also in meiner Freizeit äh und mach Anleitungen, damit das garantiert über die Bühne gehen kann." (2,1,20-21)

Neben der Durchführung von Anleitung außerhalb des Dienstes, berichtet auch eine Teilnehmerin, dass sie Lernaufgaben der Schüler zu Hause korrigiert, da sie im Dienst keine Möglichkeit dafür sieht:

> „Es wird ja alles immer in der Freizeit gemacht. (Pause) Das nehmen wir alles mit nach Hause, die Praxisaufgaben nachsehen, das machen wir alles zu Hause in der Freizeit. .. Während der Arbeitszeit geht gar nichts." (4,9,13-15)

Ob und in wieweit dieser Einsatz seitens des Arbeitgebers honoriert wird, war von Haus zu Haus unterschiedlich, den einen Praxisanleitern wurde die investierte Zeit als Mehrarbeit im Dienstplan eingetragen, die anderen erhielten keinerlei Ausgleich für ihren Einsatz.

Es ist festzuhalten, dass Praxisanleiter zur Kompensation fehlender Freistellung und in Ermangelung an Zeit für Anleitungen, Praxisanleiter-Aufgaben in ihrer Freizeit absolvieren, selbst wenn ihnen diese investierte Zeit nicht als Mehrarbeit angerechnet wird. Dies zeugt von hohem persönlichem Einsatz der Personen und gleichzeitig mangelnder Unterstützung seitens der Arbeitgeber. Es besteht begründeter Anlass zur Vermutung, dass solch engagierte Mitarbeiter gefährdet sind, an einem Burn-Out Syndrom zu erkranken.

Neben den persönlichen Konsequenzen für den Betroffenen, muss an dieser Stelle auch auf die berufs- und volkswirtschaftlichen Konsequenzen dieser Erkrankung hingewiesen werden[132].

### 17.7.5 Emotionale Belastung

In den geführten Interviews beschrieben die Teilnehmer an verschiedenen Stellen auch emotionale Belastungen, die sie in ihrem Arbeitsalltag spüren.

So beschreibt eine Teilnehmerin:

> *„Ja, das is äh so'n bisschen diese Unvereinbarkeit einfach, ne. Dass man wirklich von A bis Z für Patienten verantwortlich ist und ähm gleichzeitig noch mal auch für den Schüler auch von A bis Z ... Das widerspricht sich schon so`n bisschen. Ne, ich finds wichtig, dass ich nich aus dieser Praxis rauskomme, dass ich also nen Job habe an der Front, aber meine Anleitungszeiten, die würd ich einfach gern äh in nem andern Rahmen dann machen, ne. Das wär schon wichtig. So kommt doch immer irgendwas zu kurz. Man kann sich ja noch so viel Mühe geben und auch mal in der Freizeit kommen"* (2,13,32,4)

Eine andere Anleiterin unterstreicht die Aussage, Patienten und Schülern nicht ausreichend gerecht werden zu können und fügt an, das habe sie anfangs *„fertig gemacht"* (1,10,33-6).

Auch in diesem Zitat wird die grundsätzliche Situation als Belastung definiert:

> *„ja man geht dann immer mit nem unguten Gefühl nach Hause, ne, ich habe nicht alles getan ...Ist schon bisschen belastend auch."* (4,8,19-20)

---

[132] Burn-Out als Zustand emotionaler Erschöpfung ist in mehreren Studien als maßgeblicher Grund für einen vorzeitigen Berufsausstieg identifiziert worden (vgl. NEXT Studie, 2005, GEK Belastungsstudie, 2009)

Eine Praxisanleiterin beschreibt, dass sie insbesondere eine unausgesprochene Kritik der Kollegen belaste, da sie sich zwischen Schüleranleitung und der Unterstützung der Kollegen bei der Erledigung anfallender Aufgaben entscheiden müsse.

Die Befragten äußerten auch Empfindungen von Unzufriedenheit oder Resignation, wie hier erkennbar:

> „Also das is son Kampf gegen Windmühlen. ... Aber ich bilde mir nich ein, dass ich da wirklich was ausrichten kann." (2,2,29-33)

Die in den Gesprächen festgestellten emotionalen Belastungen gründen auf einer Unvereinbarkeit der Ansprüche, die sich aus Patientenversorgung und gleichzeitiger Schülerbegleitung ergeben. Die hier explorierten Belastungen sind als Symptome eines bereits begonnenen Burn-Out Geschehens zu werten und somit als sehr bedenklich einzustufen.

Zudem ist hier auf die Ausführungen in Abschnitt 17.2 zu verweisen. Während die aus dem Doppelauftrag resultierenden Schwierigkeiten dort nur vermutet werden konnten, lassen sie sich anhand der hier zusammengetragenen Aussagen der Praxisanleiter eindeutig belegen.

### 17.7.6 Frust

Wenn im Vorfeld andere Erwartungen vorhanden sind, als sie in der Arbeitswirklichkeit erlebt werden, kann sich bei den Betroffenen das Gefühl von Frust einstellen. In den Gesprächen mit den Praxisanleitern wurde von solchen Gefühlen ebenfalls berichtete.

So äußert sich eine Teilnehmerin:

> „Manchmal werd ich dann etwas böse ... aber .. dann denk ich mir weißte was .. das ist zwar unbefriedigend, man ärgert sich dann auch da drüber, aber es ist ja nicht zu andern (˙) ... Alles was ich nich ändern kann pffh, was soll ich mich da aufregen" (4,3,30-32)

Und an anderer Stelle sagt sie:

> „Wir haben uns immer gedacht es wird, es wird es wird, aber .. es wird schlimmer anstatt besser." (4,7,5-6)

In den Gesprächen wurden die Praxisanleiter auch danach gefragt, inwiefern sie über das Niederlegen ihrer Tätigkeit nachdenken würden.

Diese Frage sollte den Grad an Belastung und Frustration einschätzbar machen. Vier Befragte äußersten sich dahingehend, dass sie sich vorstellen könnten, in Zusammenhang mit einer veränderten familiären Situation der Aufgabe der Praxisanleitung nicht mehr nachkommen zu wollen. Eine Rolle spielt dabei vermutlich eine mögliche Teilzeitarbeit oder die mit der Tätigkeit derzeit erlebte Mehrarbeit, die mit einer Familie schwieriger koordinierbar ist.

Zwei Interviewpartner stellten die momentan als unbefriedigend empfundene Arbeitssituation auch mit einem Niederlegen der Tätigkeit bzw. dem Verlassen des Hauses in Zusammenhang.

So stellte ein Teilnehmer fest:

> „zurzeit wärn wir extrem drauf angewiesen, dass wir uns öfter treffen können, dass wir auch mal so`n n einen Tag für die Praxisanleiter haben. Die wir vom Dienst freigestellt sind. Davon ist überhaupt keine Rede hier, aber (Pause) ja, so alles in allem, das is so eines der Sachen, die ich für die Zukunft vorhätte, das ich davon auch ganz klar mein Bleiben abhängig mache, ne." (2,2,13-21)

Es ist festzuhalten, dass ein kleinerer Teil der Praxisanleiter sich in ihrem Arbeitsalltag so frustriert und überlastet fühlen, dass sie diese Arbeit niederlegen oder an eine anderen Einrichtung mit besseren Unterstützungsmöglichkeiten wechseln wollen.

In einem Gespräch resultierte Frustration aus einem gänzlich anderen Grund. Hier wurden schlechte Leistungen der Schüler als Belastung erlebt, wie dieses Zitat zeigt:

> „gibt immer Schüler, wo du wirklich gerade vorm Examen immer, immer wieder was sagst und die es immer, immer wieder einfach nicht können und auch im Examen dann echt die Probleme haben, denkst du wirklich manchmal „Ich hab das jetzt so oft gesagt" und dann gerade im Examen belastet es dich wirklich, wenn du dann wirklich siehst: Jetzt haben sie es wieder nicht gemacht. Und dementsprechend die Note usw. dann in Mitleidenschaft gezogen wird." (3,8,22-27)

Somit erleben Praxisanleiter nicht nur die hohe Arbeitsbelastung oder mangelnde Organisation als frustrierend, sondern sind in Einzelfällen auch über schlechte Leistungen bzw. Misserfolge von Schüler enttäuscht.

## 17.8 Motivation

Wenngleich die Forschungsfrage dieser Studie auf das Alltagserleben von Praxisanleitern, insbesondere hinsichtlich belastender Faktoren abzielt, offenbarten die befragten Personen an mehreren Stellen auch, was sie motiviere, ihre Aufgaben auszuführen und wie sehr sie sich aktuell motiviert fühlten, diesen Aufgaben nachzukommen. Die Forscherin entschloss sich, diese Erkenntnisse ebenfalls im Rahmen der Ergebnispräsentation darzustellen. Zudem erlauben Aussagen zur Motivation auch einen Rückschluss auf den Grad der Belastung der betroffenen Personen.

Die Aussagen hinsichtlich motivationaler Gesichtspunkte konnten in fünf Unterkategorien separiert werden.

Ein wichtiges Motivationselement für die befragten Praxisanleiter war Erfolg. Hier wurden insbesondere die Lernleistungen der Schüler als Motivation für die Tätigkeit gesehen. Von guten, leistungsstarken Schülern fühlten sich die Befragten motiviert, wie folgendes Zitat zeigt:

> *„Na es macht Spaß weil die Schüler auch gut sind und das motiviert einen halt auch wenn die sagen ich hatte hier einen tollen Einsatz oder .. mir gefällt es."* (5,7,18-20)

Ebenso steigern motivierte Schüler die eigene Motivation der Praxisanleiter:

> *„es kommt auch viel auf die Schüler drauf an, also wenn ich nen Schüler hab der sehr motiviert ist eh dann lass ich mich auch eher dazu verlangen anstecken als wenn ich jetzt nen Schüler hab der einfach nur fordert und sacht du musst du musst du musst .. wo ich dann denke nein ich kann nicht und ich mach`s jetzt auch nicht."* (4,10, 30-2)

Eine Gesprächspartnerin äußerte, dass ihr das Lob eines Patienten gut tue, während eine andere sich bereits durch das Ausbleiben von Kritik motiviert fühlt:

> *„und Stationsleitung kritisiert nix und von daher fühl ich mich motiviert,"* (1,13,12-13)

Freude und Spaß an der Tätigkeit wurden ebenfalls in mehreren Interviews als Motivation genannt. Folgendes Zitat veranschaulicht diese Erkenntnis:

> „Ich verbind das eigentlich ähm mit sehr viel Freude, den Schülern irgendwas beizubringen." ( 6,1, 7-8)

Auch das eigene Lernen motiviert Praxisanleiter, ihre Tätigkeit auszuführen, wie an dieser Aussage ersichtlich

> „Also... wirklich auch einfach selber dabei zu bleiben und ... durch das lernen. Also, wenn du andern was beibringst, lernst du auch immer selber. Du bleibst einfach dabei." (3,2,1-2)

An andere Stelle konkretisiert sie, dass sie Anleitung als etwas erlebe, bei dem sie Erfahrung sammeln könne. Schon allein aufgrund der Möglichkeit des eigenen Lernens und des „drinne bleibens"(3,11,31-32), also dem Erhalt und Ausbau des Fachwissens, lohne sich die Tätigkeit des Praxisanleiters aus ihrer Sicht.

Einige Interviewpartner machten klar, dass sie die Praxisanleiter-Tätigkeit als Ausgleich bzw. Abwechslung zum Stationsalltag erleben:

> „was ich glaub ich auch immer gerne machen werde weil `s einfach auch ne Abwechslung ist für mich für den Arbeitsalltag, dass man nicht immer nur pflegt und wäscht und ne.. mit Patienten kommuniziert .. sondern dass man einfach auch noch jemanden hat dem man was beibringen kann, von dem man selber auch noch mal was neues lernen kann ... ist eigentlich ne total erfüllende Aufgabe." (5,7,27-32)

Ein solch positives Empfinden der Tätigkeit ließ sich auch in anderen Interviews feststellen.

Trotz zuvor beschriebener Probleme und Schwierigkeiten, bezeichneten die meisten Probanden sich als motiviert.

Im ambivalenten Erleben des Praxisanleiter-Alltags zwischen Problemen und positiven Aspekten positioniert sich diese Gesprächsteilnehmerin so:

> „ich hab's kein einziges Mal bereut dass ich`s gemacht hab, macht mir total Spaß. Es gibt auch mal andere Zeiten, sage ich nich, streit ich auch nicht ab, aber das Positive überwiegt." (6,9,29-31)

Nimmt man die Aussagen aller Interviews zusammen, ist festzuhalten, dass die Motivation der Praxisanleiter vielfach in Korrelation zur Motivation und dem Interesse des Schülers steht.

Auch die Möglichkeit, selbst weiter zu lernen sowie die Abwechslung zum allgemeinen Stationsalltag sind Punkte, die die Praxisanleiter für ihre Tätigkeit motivieren.

Der größte Teil der Befragten erlebt sich selbst als motiviert, da sie Spaß und Freude an der Tätigkeit empfinden. Dieses Ergebnis überrascht, vor allem vor dem Hintergrund der ebenfalls angeführten deutlichen Probleme, denen sich die Praxisanleiter im Arbeitsalltag gegenübergestellt sehen.

## 18.0 Zusammenfassung und Bewertung zentraler Ergebnisse

Nach der detaillierten Beschreibung der Forschungsergebnisse in Kapitel 17 werden im Folgenden die zentralen Ergebnisse dieser qualitativen Erhebung zusammengefasst und bewertet sowie die Forschungsfragen einer Beantwortung zugeführt:

- Praxisanleiter empfinden in ihrem Arbeitsalltag eine deutliche Divergenz zwischen Anspruch und Wirklichkeit. Sowohl stimmen ihre eigenen Ansprüche an ihre Tätigkeit sowie die ihnen bekannten Vorgaben, die ihrer Tätigkeit zugrunde liegen, nicht mit dem Erleben der Arbeitswirklichkeit überein.

- Als wichtigste Ansprüche an sich selbst benennen die Befragten Fachkompetenz, sozial-kommunikative Fähigkeiten und Eigenschaften wie Geduld, Lernbereitschaft und Freude an der Arbeit. Dem doppelten Arbeitsauftrag - Patientenversorgung und Schülerbegleitung - stehen sie grundsätzlich positiv gegenüber. Der Vorteil dieses Modells liegt in der stärkeren Praxisnähe der anleitenden Person. Praxisanleitern die nicht Teil eines Stationsteams sind, wird eine gewisse Praxisferne unterstellt. Hier stehen die Aussagen der Befragten in einem Widerspruch zu den Erkenntnissen, die unter 7.3 aufgeführt wurden. Mit der Befürwortung der Verortung der Praxisanleiter auf den Stationen wird die in bundesdeutschen Kliniken zum Teil gängige Praxis freigestellter, hauptamtlicher Praxisanleiter in Frage gestellt.

- Die Motivation der Praxisanleiter für ihre Aufgabe ist in Korrelation zur Motivation und dem Interesse des Schülers zu sehen. Grundsätzlich erleben die Praxisanleiter die Zusammenarbeit mit den Schülern als erfüllende Aufgabe, die ihnen Spaß und Freude bereitet. Die Möglichkeiten der eigenen Wissens- und Handlungskompetenzerweiterung sowie die Abwechslung zum allgemeinen Pflegealltag auf der Station sind weitere motivationale Punkte der Praxisanleiter-Tätigkeit.
- Praxisanleiter sehen sich in ihrem Arbeitsalltag mehreren Schwierigkeiten gegenübergestellt. Das führende Problem ist eine fehlende Freistellung, ein Mangel an Zeit für Anleitungstätigkeiten. Praxisanleiter werden für ihre ausbildnerischen Arbeiten nicht zusätzlich in der Dienstplangestaltung berücksichtigt, sondern erledigen ihre Aufgaben gleichzeitig und neben der allgemeinen Patientenversorgung. Da die Arbeitsintensität im akutstationären Bereich enorm verdichtet ist, bleiben dem Praxisanleiter somit kaum zeitlichen Ressourcen für seine ausbildnerischen Aufgaben. Wenngleich die hauptamtliche Freistellung von Praxisanleiter im Verlauf der Arbeit kritisch bewertet wurde, so ist doch eine stundenweise Freistellung der Praxisanleiter anzustreben, um eine ausreichende Ausbildungsqualität sicherzustellen. Die hier zusammengefassten Ergebnisse decken sich mit den in Teil I bereits gemachten Aussagen zur Arbeitswirklichkeit der Praxisanleiter.
- Aufgrund der fehlenden ausgewiesenen Anleitungszeit kommen Praxisanleiter ihren Aufgaben vielfach kompensatorisch nach dem regulären Dienst nach. Nur in einem Teil der Einrichtungen wird dieses Engagement als Arbeitszeit akzeptiert, vielfach finden solche Arbeiten „ehrenamtlich" in der Freizeit der Betreffenden statt. Diese Problematik konnte in der der Studie vorangestellten Literaturrecherche nicht in dem Umfang eruiert werden und kann somit als neu und bedeutsam erachtet werden.
- Seitens der direkten Vorgesetzten sowie seitens der Kollegen erfahren Praxisanleiter oftmals wenig bis keine Unterstützung. Neben fehlenden konkreten Unterstützungsmaßnahmen bspw. in der Dienstplangestaltung, vermissen die Praxisanleiter auch eine Anerkennung und Wertschätzung ihrer Tätigkeiten. Neben offensichtlichem Desinteresse

an ihrer Arbeit und dem Abschieben der Verantwortlichkeit für Anleitung sehen sich Praxisanleiter auch der subtilen Kritik entgegengesetzt, sich nicht ausreichend an den anfallenden Arbeiten im Stationsalltag zu beteiligen. In den Ausführungen des Teil I wurde diese Problematik bereits so eingeschätzt und erfuhr durch die Befragung eine Bestätigung.

- Aufgrund der behindernden Umstände fühlen sich Praxisanleiter in einem Spannungsfeld zwischen mehreren Faktoren Hin und Her gerissen: Eigene Ansprüche, Ansprüche der Schüler an eine umfassende praktische Ausbildung, Ansprüche der Kollegen, sich vollumfänglich an der Patientenversorgung zu beteiligen sowie eine fehlende Anerkennung und Wertschätzung seitens der Leitung. Diese Situation wird als belastend und frustrierend empfunden. Aufgrund dieser Umstände ist in dem Zusammenhang vor einer erhöhten Gefahr einer Burn-Out Symptomatik bei Praxisanleitern zu warnen. Die Thematik Burn-Out im Zusammenhang mit Praxisanleitung findet sich in der bisher veröffentlichten Literatur noch nicht, erscheint aber aufgrund der hier gesammelten Ergebnisse bedeutsam.
- Anerkennung, Wertschätzung und Unterstützung erfahren die Praxisanleiter primär von Seiten der Schüler, der Schule sowie der Patienten, sofern diese Teil einer Anleitungssituation sind. Dieses Erleben spiegelt auch die in Abschnitt 10.2.2 beschriebenen Formen der Interaktion wider.
- Neben der fehlenden Freistellung schränken auch methodische Fähigkeiten die Anleitungsmöglichkeiten der Praxisanleiter ein. Hier könnte eine Analyse der Lehrpläne der Praxisanleiter-Weiterbildungen einen ersten Anhalt dafür bieten, warum Praxisanleiter in ihrem Arbeitsalltag so stark auf die Siebensprung- Methode fixiert sind.
- Trotz der aufgezeigten Probleme und Schwierigkeiten fühlen sich die Praxisanleiter meist motiviert für ihre Aufgaben. Nur wenige denken über ein Niederlegen der Tätigkeit nach - für die Mehrheit überwiegen die positiven Aspekte.

## 19.0 Kritische Reflexion des Forschungsprozesses

Empirische Forschung muss, will sie glaubhaft sein, einer kritischen, methodengeleiteten Überprüfung standhalten. Die vorliegende Studie wird daher abschließend anhand der von MAYRING empfohlenen Gütekriterien qualitativer Forschung eingeschätzt[133]:

**Verfahrensdokumentation:**
Zur Nachprüfbarkeit des Forschungsprozesses ist eine detaillierte Beschreibung des Verfahrens notwendig. Im Teil I dieses Buches wurde daher zunächst das theoretische Vorverständnis der Forscherin expliziert. In den Kapitel 14-17 wurden anschließend Planung und Durchführung der Studie sowie das Vorgehen der Ergebnisanalyse beschrieben. Dies ermöglicht dem Leser den Nachvollzug des Forschungsprozesses.

**Argumentative Interpretationsabsicherung:**
Interpretationen im Rahmen qualitativer Forschung müssen argumentativ schlüssig sein. In der Darstellung der Forschungsergebnisse war die Untersucherin darum bemüht, die von ihr gezogenen Schlüsse theoriegeleitet zu begründen.

**Regelgeleitetheit:**
Ohne das Prinzip der Offenheit einzuschränken, ist ein systematisches, regelgeleitetes Vorgehen im Forschungsprozess wichtig. Die geführten Interviews der hiesigen Studie folgten den methodischen Regeln des problemzentrierten Interviews und entsprechen somit dem Anspruch der Regelgeleitetheit. Hinsichtlich der Analyse der Ergebnisse bediente sich die Untersucherin eines qualitativ-reduktiven, inhaltsanalytischen Verfahrens, welches Anteile des Vorgehens nach MAYRING als auch des von LAMNEK beinhaltet. Hier wurde das Diktat der Regelgeleitetheit nicht vollumfänglich eingehalten.

---

[133] vgl.: P. Mayring: Einführung in die qualitative Sozialforschung, 1999, S. 119ff

**Nähe zum Gegenstand:**

Die Nähe zum Forschungsgegenstand, die Anknüpfung an die Lebenswelt der beforschten Personen, ist ein bedeutendes Kriterium qualitativer Forschung. Diesem Anspruch wurde in der Studie entsprochen: Die Gespräche fanden bis auf eine Ausnahme in den Räumlichkeiten der Stationen statt, auf denen die Teilnehmer täglich arbeiten. Die Forscherin ging also in die Lebenswelt der Beforschten hinein. In den Gesprächen wurden zudem inhaltlichen Interessen und Bedürfnissen der Teilnehmer berücksichtigt, in dem sie in ihrem Redefluss selten eingeschränkt wurden, auch wenn sie sich thematisch von den gestellten Fragen entfernten. Die Forscherin gewann in den Gesprächen auch den Eindruck, mit dem Thema ein bedeutendes, konkretes Problem der Beforschten getroffen zu haben.

**Kommunikative Validierung:**

Wünschenswert ist zur Absicherung der Ergebnisse ein nachträglicher Dialog zwischen Forscher und Beforschten über die gesetzten Interpretationen. Diesem Kriterium konnte in dieser Studie nicht Rechnung getragen werden und schränkt somit die Qualität der Ergebnisse ein.

**Triangulation:**

Zur gründlichen Erfassung von Ergebnissen wird schließlich die Verwendung mehrerer Methoden, Theorieansätze Datenquellen oder Interpreten im Forschungsprozess empfohlen. Auch diesem Kriterium hält die Studie nicht stand.

Die festgestellten formalen Mängel schränken die Qualität der vorliegenden Studie ein. Aufgrund der geringen Anzahl geführter Interviews kann zudem nicht von einer Datensättigung ausgegangen werden. Dies beschränkt die Aussagekraft der Studie zusätzlich.

## 20.0 Rückblick und Ausblick

Ziel dieser Studie war die Erörterung der Frage, wie Praxisanleiter im akutstationären Bereich ihren Arbeitsalltag erleben. Das Interesse lag hierbei auf dem subjektiven Empfinden der Praxisanleiter, wobei auch mögliche Spannungsfelder und Belastungen eruiert werden sollten. Den Beginn der wissenschaftlichen Auseinandersetzung stellte die umfassende Literaturanalyse dar. Zwar ist die Anzahl von Publikationen zum Thema Anleitung in den vergangenen Jahren sprunghaft gestiegen, selten jedoch wurde das subjektive Empfinden der betreffenden Personen darin in wünschenswertem Umfang thematisiert. Es zeichnete sich daher ab, dass die anstehenden Fragen mittels einer qualitativen Erhebung neu zu klären waren.

Im Teil I dieses Buches erfolgte die Exploration des theoretischen Wissens über den zu behandelnden Gegenstand, also die Auseinandersetzung mit den theoretischen Grundlagen des Praxisanleiter-Alltags. Hierbei wurden Rahmenbedingungen und einzelne Bausteine benannt, die die Praxisanleiter-Tätigkeit tangieren und den Arbeitsalltag der handelnden Personen beeinflussen.

Auf dieses Wissen aufbauend wurde ein qualitatives Studiendesign entwickelt. In sechs problemzentrierten Interviews mit Praxisanleitern aus verschiedenen Bereichen der akutstationären Versorgung ging die Forscherin der Frage nach dem Alltagserleben der Personen nach.

In einem qualitativ-reduktiven, inhaltsanalytischen Auswertungsverfahren konnten acht Themenblöcke eruiert und entsprechende Ergebnisse abgeleitet werden.

Kritisch ist anzumerken, dass trotz im Vorfeld erfolgter Pretests und anschließender Modifikation der Leitfaden-Fragen, die Untersucherin im Auswertungsprozess Unzulänglichkeiten in der Fragenkonstruktion bemerkte. In der Bearbeitung der Ergebnisse wurde ihr deutlich, dass die Fragen nicht immer zielgenau zur Beantwortung der Forschungsfragen passten.

Auch das Auswertungsverfahren, das sich aus Elemente von MAYRING und LAMNEK zusammensetzte ist als nicht optimal zu bezeichnen. Eine deutlichere Festlegung auf eines der beiden Auswertungsverfahren wäre hier im Nachgang wünschenswert gewesen.

Die aufgezeigten Mängel sind auf die geringe Forschungserfahrung der Untersucherin zurückzuführen.

Durch das Erstellen dieser Studie konnte die Untersucherin hier jedoch entsprechende Fähigkeiten erwerben. Dies ist das positive Resümee, welches sie aus dem Forschungsprozess zieht.

Zudem ist der Wert dieser Untersuchung darin zu sehen, dass durch die Aussagen der befragten Praxisanleiter einige in der Literatur beschriebenen Aspekte und von der Forscherin im Vorfeld selbst empfundenen Gesichtspunkte bestätigt werden konnten. In anderen Bereichen musste die Forscherin ihre eigenen Annahmen korrigieren, da die Befragten eine andere Sichtweise auf ihr Alltagserleben offenbarten. Insbesondere die von der Forscherin angenommene starke Beanspruchung des Praxisanleiters durch das Herantragen verschiedener Aufgaben (wie die Erstellung von Einarbeitungskonzepten, Vorbereitung von Fortbildungen und auch die Einarbeitung neuer Mitarbeiter) wurde durch die Interviewpartner relativiert. Möglicherweise sind die von der Autorin im Vorfeld selbst erlebten Anforderungen auf ihre Tätigkeit in einer Funktionsabteilung zurückzuführen. Ein Vergleich der Anforderungen an Praxisanleiter im allgemeinpflegerischen Bereich und Praxisanleitern in Funktions-pflegebereichen könnte hier aufklärend wirken.

Mit Blick auf die gewonnenen Erkenntnisse wird deutlich, dass Praxisanleiter im akutstationären Bereich ihren Arbeitsalltag insbesondere aufgrund mangelnder zeitlicher Ressourcen als belastend empfinden. Es ist es daher notwendig, diese Problematik eingehender zu ergründen. Das Ausmaß der Belastung und mögliche Kompensationsmechanismen oder Dekompensationsvorgänge sind dringend empirisch zu fundieren um daraus ableitend die Situation der Praxisanleiter auf den Stationen zu verbessern.

Gerade mit Blick auf die anstehenden und bereits einsetzenden Veränderungen für Pflegekräfte im akutstationären Bereich, wie in Kapitel 6 zu Beginn dargelegt (Fallzahlsteigerung, Zunahme komplexer Pflegesituationen, Fachkräftemangel) ist hier dringender Handlungsbedarf, will man weiterhin eine qualitativ hochwertige praktische Ausbildung in der Gesundheits- und Krankenpflege mit kompetenten Praxisanleitern sicherstellen.

# Literaturverzeichnis

## a) Gesetzestexte – Verordnungen - Erlasse

- Ausbildungs- und Prüfungsverordnung für die Berufe in der Krankenpflege (KrPflAPrV) (10.11.2003, BGBL.I.S.2263)
- Gesetz über die Berufe in der Krankenpflege (Krankenpflegegesetz – KrPflG) (16.7.2003, BGBL I.S.1442; 17.7.2009, BGBL I 1990 (Nr.43) )
- Ministerium für Arbeit, Soziales, Familie und Gesundheit Rheinland-Pfalz (Hrsg.): Rahmenlehrplan und Ausbildungsrahmenplan für die Ausbildung in der Gesundheits- und Krankenpflege und Gesundheits- und Kinderkrankenpflege des Landes Rheinland – Pfalz, 1. September 2005
- Ministerium für Gesundheit, Soziales, Frauen und Familie (MGSFF) NRW: Oetzel – Klöcker, Margaretha: Praxisanleiter – Erlass, März 2004
- Ministerium für Gesundheit, Soziales, Frauen und Familie (MGSFF) NRW: Hundenborn, Gertrud; Kühn, Cornelia: Richtlinie für die Ausbildung in der Gesundheits- und Krankenpflege sowie der Gesundheits- und Kinderkrankenpflege, 2003
- Niedersächsisches Kultusministerium: Qualifikation der Praxisanleiterinnen und Praxisanleiter nach dem Altenpflegegesetz und dem Krankenpflegegesetz; Runderlass vom 20.4.2005
- Verordnung zur Durchführung des Krankenpflegegesetztes (DVO KrPflG NRW), GV. NRW. 7.März 2006, Nr. 6, S.111 – 128
- Sächsisches Staatsministerium für Soziales: Verordnung über die Weiterbildung in den Gesundheitsfachberufen (Weiterbildungsverordnung Gesundheitsfachberufe – SächsGfbWBVO) vom 22. Mai 2007 (SächsGVBl. Jg. 2007 Bl.-Nr. 8 S. 209)

## b) Printmedien

- siehe u.a.: BMFSFJ (Hsrg.): Erfolgreiche Praxisanleitung in der Altenpflegeausbildung – Eine Investition in die Zukunft – Empfehlungen für Ausbildungsstätten in der Altenpflege, 2006, S. 28
- Atteslander, Peter: Methoden der empirischen Sozialforschung, Walter de Gruyter, Berlin-New York, 10., neubearbeitete und erweiterte Auflage, 2003

- Blum, Karl; Schilz, Patricia: Praxisanleitung im Krankenhaus – Ergebnisse der Pflegeausbildungsstudie: Strukturen sind oft noch heterogen, Pflegezeitschrift, 8/2006
- Brühe, Roland: Methodenmix in der praktischen Pflegeausbildung: Vielfältigkeit der Lernzugänge nutzen, Pflegezeitschrift, 8/2006
- Denzel, Sieglinde: Praxisanleitung für Pflegeberufe – Beim Lernen begleiten, Thieme Verlag, Stuttgart, 3., überarbeitete Auflage, 2007
- Deutscher Bildungsrat für Pflegeberufe: Vernetzung von theoretischer und praktischer Pflegeausbildung, Bonifatius GmbH, Paderborn, 2004
- Dielmann, Gerd: Krankenpflegegesetz und Ausbildungs- und Prüfungsverordnung für die Berufe in der Krankenpflege – Kommentar für die Praxis, Mabuse – Verlag, Frankfurt am Main, 2. aktualisierte und erweiterte Auflage, 2004
- DKG-Positionspapier zur Praxisanleitung und Praxisbegleitung auf der Grundlage des Krankenpflegegesetztes vom 16.Juli 2003 – Beschluss des Vorstandes der DKG vom 30.März 2006-
- Duden – Das Fremdwörterbuch, Dudenverlag, Mannheim, Leipzig, Wien Zürich; 2002
- Froschauer, Ulrike; Lueger, Manfred: Das qualitative Interview, Facultas Verlags- und Buchhandels AG, Wien, 2003
- Götten, Elmar: Zwischen Anspruch und Realität – Auf dem Weg zu einer professionellen Praxisanleitung auf Intensivstation, Die Schwester Der Pfleger, 44. Jahrgang, 5/2005
- Grau, Helmut: Einführung in die Soziologie, Verlag Gehlen Dr. Max Gehlen, 6., durchgesehene Auflage, 1980
- Holoch, Elisabeth, Robert-Bosch-Stiftung (Hrsg.): Situiertes Lernen und Pflegekompetenz – Entwicklung, Einführung und Evaluation von Modellen Situierten Lernes in der Pflegebildung, Verlag Hans Huber, Bern-Göttingen-Toronto-Seattle, 2002
- Hundenborn, Gertrud: Fallorientierte Didaktik in der Pflege – Grundlagen und Beispiele für Ausbildung und Prüfung, Urban und Fischer Verlag, Elsevier GmbH, München, 2007
- Josuks, Hannelore; Georg Pech; Friedhelm Woecht (Hrsg.): Praxisanleitung in der Intensiv- und Anästhesiepflege – Grundlagen / Methodik / Pflegestandards; Schlütersche GmbH & Co. KG, Hannover, 2002

- Kuckartz, Udo; Dresing, Thorsten; Rädike, Stefan; Stefer, Claus: Qualitative Evaluation – Der Einstieg in die Praxis, VS Verlag für Sozialwissenschaften, 2007
- Lamnek, Siegfried: Qualitative Sozialforschung, Psychologie Verlags Union, Weinheim, 4. vollständig überarbeitet Auflage, 2005
- LoBiondo-Wood; Haber, Judith: Pflegeforschung, Elsevier GmbH Urban &Fischer, 2. Auflage, 2005
- Mahler, Arne: Was ist die Aufgabe von Praxisanleitung in der psychiatrischen Pflegeausbildung? PsychPflege 2006; 12
- Mamerow, Ruth: Praxisanleitung in der Pflege, Springer Medizin Verlag, Heidelberg, 2006
- Mayer, Hanna: Einführung in die Pflegeforschung, Facultas Verlag, Wien, 2002
- Mayring, Phillip: Einführung in die qualitative Sozialforschung – Eine Anleitung zu qualitativem Denken, Beltz Psychologie Verlags Union, 4. Auflage, 1999
- Mensdorf, Birte: Praxisanleitung braucht neue Grundlagen; Pflegezeitschrift 5/2007
- Nienhaus, R.; Naumer, B.: Entwicklung eines Curriculums für die Praxisanleiter – Weiterbildung in Nordrhein – Westfalen, Grin Verlag, Norderstedt, 2006
- Pfaff, Christina: Kein Fall wie jeder andere – Wie können Anleitungssituationen in Pflegeberufen gestaltet sein um Kompetenzentwicklung zu fördern?, Diplom Arbeit, Katholische Fachhochschule NRW / Köln, 2004
- Pflege Heute, Urban und Fischer – München / Jena, 2. vollständig überarbeitete Auflage, 2001
- Quernheim, German: Spielend anleiten und beraten – Hilfen zur praktischen Pflegeausbildung, Urban und Fischer Verlag – Elsevier GmbH, München, 3. Auflage, 2009
- Sahmel, Karl-Heinz (Hrsg): Grundfragen der Pflegepädagogik, Kohlhammer, Stuttgart, 2001
- Stanjek, Karl (Hrsg): Sozialwissenschaften, Urban und Fischer Verlag, Elsevier GmbH, München, 4. Auflage, 2009
- Thiel, Volker: Lehrer ans Bett!? Zur Praxisanleitung und Praxisbegleitung; in: Jahrbuch der Katholischen Fachhochschule Nordrhein-Westfalen 2005 – 10 Jahre Fachbereich Gesundheitswesen; Lit Verlag; Münster; 2005

## c) Internetquellen

- BALK: Stellungnahme des Verband BALK (Verband Bundesarbeitsgemeinschaft leitender Pflegepersonen e.V.) zum Gesetzentwurf der Bundesregierung – Entwurf eines Gesetzes zur Änderung arzneimittelrechtlicher und anderer Vorschriften - , Mai 2009; gefunden auf:
www.deutscher-pflegerat.de/.../BALK_pdf
(11.2.2010, 15.35h)
- Börsenverein des Deutschen Buchhandles: Was Verlage
gefunden auf:
http://www.was-verlage-leisten.de/content/view/129/32/
(8.6. 2010; 12.04h)
- Braun, Christian; Hafner, Martin; Wortmann, Felix: Methodenkonstruktion als wissenschaftlicher Erkenntnisansatz, Universität St. Gallen – Hochschule für Wirtschafts-, Rechts- und Sozialwissenschaften (HSG); 2004, gefunden auf:
*www.alexandria.unisg.ch/EXPORT/DL/28306.pdf*
(27.4.2010, 16.13h)
- DBfK: Pressemitteilung: DBfK lehnt Gesetzentwurf zur Absenkung des Bildungsniveaus in der Krankenpflege ab – 30.4.2009;
gefunden auf:
http://www.dbfk.de/pressemitteilungen.de
(11.2.2010; 15.27h)
- DBfK: Pressemitteilung: Europäische Pflegestudenten besorgt über Auswirkungen der Finanzkrise auf die Qualität ihrer Ausbildung; 2009, gefunden auf:
http://www.dbfk.de/pressemitteilungen/wPages/index.php?action=showArticle&article=Europaeische-Pflegestudenten-besorgt-ueber-Auswirkungen-der-Finanzkrise-auf-die-Qualitaet-ihrer-Ausbildung.php;
(15.3.2010, 20.39h)
- Deutsche Krankenhausgesellschaft: Eckdaten der Deutschen Krankenhausstatistik 2007 / 2008,
gefunden auf:
http://www.dkgev.de/dkg.php/cat/5/title/Statistik
(24.2.2010; 22.42h)

- Forum Qualitative Sozialforschung: Das Problemzentrierte Interview, Volume 1, No. 1, Art. 22 – Januar 2000,
  gefunden auf:
  http://www.qualitative-research.net/index.php/fqs/article/viewArticle/1132/2519;
  (28.4.2010; 16.01h)
- Gesundheitsberichterstattung des Bundes ,
  gefunden auf:
  http://www.gbebund.de/gbe10/abrechnung.prc_abr_test_logon?p_uid=gastg&p_aid=&p_knoten=FID&p_sprache=D&p_suchstring=2034::Krankenhaus%28bedarfs%29plan
  (24.2.2010; 22.03h)
- Gmünder ErsatzKasse (GEK) (Hrsg.): Schriftenreihe zur Gesundheitsanalyse, Band XXXII: Gesundheitliche Belastungen, Arbeitsbedingungen und Erwerbsbiografien von Pflegekräften im Krankenhaus- Eine Untersuchung vor dem Hintergrund der DRG - Einführung, 2004, Asgard – Verlag, St. Augustin, 2004,
  gefunden auf:
  https://www.gek.de/.../BARMERGEK-Info-Edition_ bisher_erschienene_ Baende.pdf
  (19.2.2010; 15.43h)
- Krankenhaus der Barmherzigen Brüder in Trier: Konzept zur Praxisanleitung von Schülerinnen und Schülern der Gesundheits- und Krankenpflege 2008,
  gefunden auf:
  http://www.bk-trier.de/bk_trier/ Konzept+zur+Praxisanleitung;
  (6.4.2010, 15.33h)
- MDS – Medizinischer Dienst des Spitzenverbandes Bund der Krankenkassen e.V.: Krankenhausfinanzierung, gefunden auf:
  http://www.mds-ev.org/Krankenhausfinanzierung.htm
  (24.2.2010; 23.17h)

- Ministerium für Arbeit, Soziales, Gesundheit, Familie und Frauen (MSGFF) Rheinland-Pfalz: Tagung „Zukunft der Praxisanleitung in der Gesundheits- und Krankenpflege bzw. Gesundheits- und Kinderkrankenpflege in Rheinland-Pfalz" am 26.11.2009, in Mainz, gefunden auf: http://www.menschenpflegen.de/enid/7867465aadd1f2a96005e02884954 00b,0/Aus-_und_Weiterbildung/Praxisanleitung_mp.html (25.2.2010; 18.34h)
- Simon, M., Tackenberg, P., Hasselhorn, H.-M., Kümmerling, A., Büscher, A. & Müller, B.H.: Auswertung der ersten Befragung der NEXT- Studie in Deutschland. Universität Wuppertal, 2005
  gefunden auf:
  http://www.next.uni- wuppertal.de
  (15.3.2010; 22.08h)
- Robert-Bosch-Stiftung: Pflegeausbildung im Umbruch – Zusammenfassung der Ergebnisse der Pflegeausbildungsstudie Deutschland (PABiS), gefunden auf:
  http://www.bosch-stiftung.de/content/language1/html/488.asp
  (3.2.2010; 13.20h)
- Verband der Automobilindustrie – allgemeine Jahreszahlen
  gefunden auf:
  http://www.vda.de/de/zahlen/jahreszahlen/allgemeines/
  (4.6.2010; 14.26h)
- Ver.di: Stellungnahme der Vereinigten Dienstleistungsgewerkschaft – ver.di zum Gesetzentwurf der Bundesrepublik – Entwurf eines Gesetzes zur Änderung arzneimittelrechtlicher und anderer Vorschriften-, 6.5.2009, gefunden auf:
  www.lag-bawue.de/download/2009%2005.04.%20Ver.di_.pdf
  (11.2.2010, 15.22h)
- Verwaltungsakademie Berlin: Definition Ausbilder/in nach dem Berufsbildungsgesetz (BBiG)
  gefunden auf:
  www.berlin.de/imperia/md/content/.../zs/.../definition_ausbilder.pdf;
  (12.5.2010, 17.11h)

# Anhang

## *Interviewleitfaden*

### Einstieg
- Wenn Sie sich ihre **Arbeitsalltag** als Praxisanleiter vor Augen führen, was geht ihnen da spontan durch den Kopf; an was denken Sie? Gibt es ein eindrückliches Erlebnis?

### Person des Praxisanleiters
- Warum sind Sie Praxisanleiter geworden? Was hat Sie bewogen diese Aufgabe zu übernehmen?
- Was macht Ihrer Meinung nach einen „guten" Praxisanleiter aus? Welche Eigenschaften sollte er mitbringen?
- Welche Ansprüche haben Sie an ihre Arbeit? Was erwarten Sie von sich selbst in ihrer Rolle als Praxisanleiter?

### Aufgabenspektrum des Praxisanleiters
- In Bezugnahme auf Ihre Weiterbildung als Praxisanleiter, für welche Aufgaben fühlen Sie sich ausgebildet? Für welche Aufgaben fühlen Sie sich zuständig?
- Was tun sie wirklich? Wie sieht ihr Tagesablauf aus? Gibt es zusätzliche Aufgaben, die Sie als Praxisanleiter ausführen? (z.B. Einarbeitungsheft, QM, Fortbildungen etc.)
- Diese (zusätzlichen) Aufgaben haben Sie selbst initiiert oder wurden sie an Sie herangetragen / auferlegt / gefordert?
- Haben Sie weitere Aufgaben im Stationsalltag, die ihre Arbeit als Praxisanleiter beeinflussen?
- Wie erleben Sie die Zusammenarbeit mit ihrem Vorgesetzten?
- Was glauben Sie, sehen Ihre Vorgesetzten als ihre Aufgaben als Praxisanleiter an?

- Sind ihre Aufgaben im Team klar umrissen? Beschreiben Sie bitte die Zusammenarbeit im Team – wie erleben Sie ihre Kollegen im Hinblick auf ihre Tätigkeit als Praxisanleiter?
- Welche Aufgaben sollten Sie aus Sicht ihrer Kollegen vorrangig in Ihrer Position als Praxisanleiter tun?
- Wie stehen ihre Kollegen zu ihrer Arbeit als Praxisanleiter? Respektieren / akzeptieren ihre Kollegen ihre Tätigkeit? Wird ihnen für ihrer Tätigkeit „der Rücken freigehalten"? oder müssen sie währenddessen andere Aufgaben zusätzlich erledigen / im Blick haben?
- In wiefern hat sich Ihre Rolle / ihre Position im Team mit Aufnahme der Praxisanleitertätigkeit verändert? (Werde sie als Person angesehen, die alles können und wissen muss?)
- Wie erleben Sie die Zusammenarbeit mit den Schülern? Was glauben Sie, erwarten die von Ihnen. Mit welchen Forderungen treten sie an Sie heran.
- Wie organisieren Sie ihre Tätigkeit als Praxisanleiter? Steht Ihnen ein entsprechendes Zeitkontingent zur Verfügung?
- Wenn Sie mit Auszubildenden zusammenarbeiten, geschieht dies geplant, oder eher spontan?
- Wie bewerten Sie Ihre Tätigkeit als Praxisanleiter? Kommen Sie Ihren Aufgaben so nach, wie Sie es für sich und die Auszubildenden als gut empfinden?
- Beschreiben Sie die Zusammenarbeit mit der Schule. Werden von dieser Seite konkrete Anforderungen an Sie gestellt? Können Sie die Erwartungen erfüllen?
- Wie erleben Sie die Patienten in ihrem Arbeitsalltag, beeinflusst der Patient ihre Tätigkeit als Praxisanleiter? Konkurrieren die Ansprüche, die Patienten an sie als Pflegekraft haben mit ihren Ansprüchen an eine gute Anleitung oder Begleitung des Schülers?

**Subjektive Belastungen**
- Mit Blick auf Ihre Tätigkeit als Praxisanleiter, mit welche Schwierigkeiten und Probleme sehen Sie sich in Ihrem Arbeitsalltag konfrontiert? Was empfinden Sie als belastend?
- Kommt es zu Abwägungssituationen zwischen Ihrer Arbeit als Praxisanleiter und Ihrer Arbeit als Pflegekraft im Team?(bspw Patient waschen oder Anleitung)
- Wenn es zu Abwägungssituationen kommt, wie gehen sie mit solchen Situationen um, wie geht es ihnen damit? (Wie gehen Sie damit um, dass Sie sich entscheiden müssen?)
- Wie sehen Sie sich in ihrer Rolle als Praxisanleiter inmitten der vorher angesprochenen Personengruppen (Team, Vorgesetzte, Patient, Schüler, Schule) Fühlen Sie sich als Teil eines Ganzen, oder fühlen Sie sich zwischen allen Anforderungen hin und her gerissen? (Spannungsfeld)
- Gibt es Veränderungen hinsichtlich der Aufgabendichte innerhalb der letzten Jahre? Die beschriebenen Probleme, haben die sich im Verlauf der Zeit verschärft? Waren die Probleme zu Anfang der Praxisanleiter Tätigkeit auch schon vorhanden?

**Zukunftsgedanken**
- Wie motiviert fühlen Sie sich aktuell, Ihre Aufgabe als Praxisanleiter auszufüllen?
- Bitte ziehen Sie ein Resümee aus Ihrer Tätigkeit als Praxisanleiter? Lohnt sich Ihre Aufgabe?
- Denken Sie über ein Niederlegen Ihrer Tätigkeit nach – warum?